Raymond Boyard

Endoscopie d'un médecin atypique

Aïssatou Diao Kane

RAYMOND BOYARD

Endoscopie d'un médecin atypique

Préface de Dr Momar Thiam

Postface de Dr Ibrahima Alla Sory Sylla

L'Harmattan
Sénégal

10 VDN, Sicap Amitié 3, Lotissement Cité Police, DAKAR

senharmattan@gmail.com / senlibrairie@gmail.com

ISBN : 978-2-14-048933-4
EAN : 9782140489334

Sommaire

Dédicaces

Je dédie ce modeste travail :

- Aux laryngectomisés et mutilés de la voix qui mènent un dur combat pour leur nouvelle.
- À mon cher père Momar Diao, Administrateur civil de classe exceptionnelle, ancien Directeur de la Sûreté Nationale, et aux descendants d'Adja Fabineta Diao et d'El hadj Madiaw Diao.

  Diao Momar est une référence, qui m'a inculqué des valeurs cardinales et a fait de moi une femme accomplie, prête à jouer sa partition dans la société.

- À ma maman, Adja Fatou Lam, source intarissable d'amour et d'affection. Elle constitue un repère salutaire dans ma vie. J'associe à cet hommage tous les descendants d'El Hadj Malick Lam, d'Adja Fatou Ndiaye Ndickou et El Hadj Moussa Ndiaye Ndickou, père de mon oncle maternel Abdourahman Sarr Ndiaye.
- À mon homonyme, Adja Astou Ndiaye qui me choyait, elle m'a tant couvée et intensément aimée. Je rends hommage à tous les descendants d'Adja Bineta Barry et El Hadj Mactar Ndiaye.

- À mes parents adoptifs, ma valeureuse grand-mère, Adja Coumba Mbengue, originaire du Bossé Yabé, mon frère aîné Ibrahima Diao qui ont beaucoup contribué à mon accomplissement sans oublier ma famille adoptive, ma sœur aînée que j'estime tant, Adja Adama Diao, mes cousines Bineta Ndiaye, Coumba Ba et mon neveu Iba Diao junior.
- À ma belle-mère Adja Khady Elimane Hane, la Grande Royale de Ndioum, dite Adja Mayo. Affectueusement appelée « Yaye », elle me prend pour sa propre fille, m'a tant aimée et soutenue. À travers elle, je pense respectueusement à toute la famille d'Adja Fama Yague Sall et d'Alwaaly Demba Hane, l'homonyme de El Haj Demba Elimane Hane, un dignitaire de Ndioum, oncle maternel de El Haj Tidiane Hane ;
- À mes beaux-pères El Haj Idy Kane, El Hadj Samba Kane et El Haj Mamadou Kane. Ce dernier père de mon conjoint, fut un Grand Marabout à Guédé, un érudit dont la piété et l'ouverture en ont séduit plus d'un. À travers lui, je pense respectueusement à tous les descendants d'Adja Khady Mactar Yabal Sow, d'El Haj Amar Hameth Diouldo Kane et de son neveu El Haj Dieylar Abdoul Pouloo Diallo, père d'Amadou Kane Diallo.
- Au Général Abdoulaye Badiane, une force tranquille, un homme d'action et de rigueur. Étant mon oncle, l'époux de ma grande sœur Mariama Bâ Diao, une âme généreuse. Abdoulaye Badiane a été choisi comme mon parrain par mon papa de son vivant. J'ajoute tous les descendants de ses chers parents ; Adja Pourméra Diouf et d'El Hadj Bassirou Badiane.
- À mon cher époux Papa Amadou Kane avec qui, j'ai cheminé dans la tendresse, la stabilité et la sérénité. Je lui dois reconnaissance et dévouement, son sens de l'ouverture, son esprit de tolérance m'ont permis d'avoir le temps de reprendre les chemins du savoir et de retrouver les joies de l'écriture qui m'ont menée à la rédaction de cette production intellectuelle. Toute ma gratitude à l'endroit de ses frères

ainés ; El hadj Momar Kane, Seydou Nourou Kane et Mansour Elimane Kane.

- À Madame Tidiane Dia née Fatime Bra Dème, nièce de mon époux qui a pris soin de ma progéniture durant leurs premiers âges.
- À Madame Wane, née Aïssata Ly avec qui, j'ai partagé des souvenirs d'enfance. Tous mes remerciements pour les visites nocturnes durant ma maladie.
- À mes chers enfants, Adja Khady Hane Kane, Oumoul Khaïry Kane et à mon fils adoptif et confident Mamadou Lamine Diallo. Je rends grâce pour l'attachement et la considération qu'ils me vouent ;
- À mes petites filles, Maïmouna Youza Ly, dite Mimi, Fatimata Dieng, Marie Marcelle Aw, Ellen Mariama Yassine Touré, Mama Nar Sylla, Anta Mbengue, Khadija Sylla, Fama Mactar Ba, Oumou Kalsoum Fall, Abigaïl Sagna,Mame Diarra Diop,Fatou Cissé Ndiaye Adja Marly Diallo, Oumoul Khaïry Sakho,Khady Eva Kane,Fatyze de Astou Faty, Diye Mayo Sakho, Fatime Bra Sy,Banel Aziz Sall,Adja Ndéye Mbengue Cissé, Adja Fatou Lam Aw, Awa Ndiaye dite Dada, pour ne citer que ceux-là. Cette œuvre vous est dédiée, elle déposera délicatement du gravier sur la route de l'excellence sur laquelle je souhaiterais vous voir marcher, fleurir puis bourgeonner de connaissances jusqu'au jour où à votre tour vous m'adresserez une dédicace. Votre grand-mère qui est d'ores et déjà fier de vous adresse ces mots teintés d'amour et de sollicitude.
- À mes chers neveux, Mohamed Mansour Kane, Ibrahima Fall, Mame Ndiack Sall, Amadou Kane Diallo Sylla, Demba Elimane Dème, Nasir Diao, Mansour Lamine Diallo, Elimane Baidy Diallo, Mansour Kane, Ibrahima Niang, Abdoul Aziz Kane , Ardo Mamadou Kane ,El hadj Omar Diallo et petits enfants, Cheikh

Ameth Tidiane Tall, Ibrahim Amadou Dème, Demba Elimane Sall ,Bocar Ndiaye, Doro Sileye Dia, Habibou Thiam, Moussa Lamba Thiam,Papa Kébé, Mohamed Ardo Kane,Mohamed Fall, Mady Moussa Touré, Mohamed Habib Samb, Pape Abdoulaye Diao, Mamadou Abdoulaye Touré, Makhtar Ndiaga Malick Bâ, Karamo Cissé, Mohamed Talibé Diouf , Sadou Ibrahima Diallo, Seydina Ousmane Ba , Mohamed et Amar Ly, le dernier plus connu sous le nom de Thierno Ly…Aux futurs pères de famille, leaders et modèles. J'espère que ce livre, reflet d'un parcours accidenté mais aboutit vous inspirera courage et abnégation face aux tribulations.

– Mais également aux lecteurs sans qui cet ouvrage n'aurait pas sa raison d'être.

Remerciements

- À l'Omnipotent, l'Omniscient et l'Omniprésent
- Au prophète Muhammad SAWS parangon de vertu, sceau de la prophétie, Imam des envoyés et messagers, intermédiaire de révélations, guide des pieux. (que la paix et le salut soient sur lui tant que les hérauts célestes enverront des missives)
- À Serigne Ababacar Sy Mansour, Khalife Général des Tidiane, un Chevalier inlassable au service de l'Islam ;
- À ma famille, ma belle-famille, ma famille élargie et à mes chers voisins de la cité Keur Goor gui qui m'ont comprise, soutenue en m'apportant tout le réconfort qu'il me fallait ;
- À mes grandes sœurs, l'aimable, Adja Thiané Diao et à Madame Malick Sy, née Adja Fatou Ndickou Diao qui m'a généreusement consacrée son temps pour la relecture de cet ouvrage
- Au Premier Ministre Amadou Ba ; à l'aurore de ma carrière professionnelle, je foulais le sol de son département ministériel dans le cadre de reportages. Souvent, je me rendais sur le terrain pour couvrir les activités du ministère de

l'Économie et des Finances qu'il dirigeait. Il m'a été donné de constater ses qualités humaines et sa courtoisie à l'égard de ses interlocuteurs.

- À madame Soumaré Arame Niang, plus connue sous le nom d'Adja Sylvie dont le sens élevé des responsabilités fascinent plus d'un ;
- À Baaba Maal, chef d'orchestre du Daande Lenol (la voix du peuple), son cousin et manager Oumar Wade, son fidèle compagnon et choriste Mansour Seck, Mamy Kanouté et l'ensemble des membres du groupe, formation harmonieuse qui nous a tant accompagnés par ces chansons mélodieuses.
- Au Professeur Raymond Diouf, son épouse Élisabeth Daba Sarr, ses enfants, ses parents et sa petite-fille Fatou Liouse Sagna ;
- À toutes les Congrégations Religieuses, particulièrement à la Congrégation Religieuse de Saint- Thomas de Villeneuve qui par son action bienfaitrice a participé à l'éducation et à la formation de citoyens modèles, consciencieux et intègres ;
- À Robert Wally Faye, son épouse Marie Léa Mendy, le cousin Antoine Ngor Ndong, le sage Michel Ndour et les parents de Boyard et de Djilor qui m'ont facilité l'accès aux informations pour la réalisation de cet ouvrage ;
- À toute la communauté médicale, pour son engagement sans faille au service de l'humanité.

Je cite ces soignants

- Au Docteur Raymond Diouf, Pr Titulaire spécialisé en ORL Chirurgie Cervico- Faciale ;
- Au Docteur Isabelle Cabou, Hépato-Gastro-Entérologue ;
- Au Docteur Ibrahima Alla Sory Sylla, spécialisé en ORL Chirurgie Cervico- Faciale ;

- À Madame Mamadou Lamine Dieng, née Marie Sène Ndir, Sage-Femme d'Etat ;
- À la regrettée Adja Astou Diouf Sylvie, une Sage-Femme d' Etat, une pionnière dans sa profession qui exerçait à Mbacké.
- Au regretté Professeur Issa Cheikh Ndiaye, spécialisé en ORL Chirurgie Cervico-Faciale
- Madame Diop Thiané Gaye assistante sociale au service ORL Fann
- Au Pr Richard Édouard Alain Deguenonvo spécialisé en ORL Chirurgie Cervico- Faciale
- Au Pr Abdoul Almamy Hane, Pneumologue ;
- Au Pr Mouhamadou Habib Sy, Orthopédiste Traumatologue
- Au Dr Lountanding Sissoko Bengaly, Gynécologue Obstétricienne ;
- Au Docteur Alioune Sarr, Gynécologue Obstétricien
- Au Dr Oumar Ba, Pneumologue ;
- Au regretté Professeur Ibrahima Pierre Ndiaye, neurologue
- Au Pr Seydou Boubakar Badiane, Neurochirurgien ;
- Au Dr Rokhaya Daba Sy Diao, Médecin Généraliste ;
- À Mame Wédji Youm, Sage- Femme d'Etat ;
- Bassirou Fall, professionnel de la santé à Saint- Louis
- À Fatou Banel Sow, personnel de la santé à Ndioum
- Au Dr Awa Ly Sakho, Pédiatrie-Médecine Générale, Allergologie-Vaccinologie ;
- Au Dr Henriette Basse Oudiane, Chirurgien-Dentiste, Orthodontiste ;
- Au Dr Anta Marie Diop, Chirurgien-Dentiste ;

- Au Dr Ibrahima Sy, Chirurgien-Dentiste ;
- Au Dr Tidiane Siby, Médecin –Biologiste ;
- À Abou Anne, fondateur des Collège du Groupe Yalla –Suur-En et Machallah ex-Fouta Toro. C'est dans son établissement que j'ai obtenu mes diplômes du Brevet de Fin d'Etudes Moyennes (BFEM) et du Baccalauréat en série B .Je salue son engagement au service de l'éducation ;
- À tous mes maîtres coraniques, enseignants et Professeurs ;
- Aux maitres coraniques pour leur engagement à enseigner le Saint Coran à nos progénitures ;
- Mention spéciale au Daara Seydi Djamil Sy et au Daara Serigne Ababacar Sy de Fass Delorme ;
- À Momar Thiam, Directeur de l'établissement des Hautes Etudes de l'Information et de la Communication (HEIC). Ce brillant Docteur en communication qui m'a exhortée à reprendre le chemin de la quête du savoir, j'associe aux remerciements sa chère épouse Fatou Demmo Mballo.
- Aux formateurs Saliou Bodian, Abdoulaye Ndiaye « Ndiaye Télé », ancien journaliste émérite à la RTS,à Baba Diop « Radio »journaliste culturel, à Madame Nogaye Gaye une assistante de direction exemplaire, toujours prête à rendre service aux étudiants , à Djiby Diédhiou dit « Djib », un des plus grands formateurs en presse écrite au Sénégal, ancien journaliste au « Soleil » et encadreur au Centre d'études des sciences et techniques de l'information (Cesti) qui, désormais portera le nom de ce monument de la presse sénégalaise Mame Less Camara, honoré à titre posthume ;
- À mon professeur de philosophie Seydou Kassé qui m'a marquée toute ma vie par sa pédagogie et la prestance de ses enseignements qui résonnent toujours en moi.

- À Madame Téning Khady Ly, professeur de philosophie qui, lors de notre première rencontre, a suscité en moi la passion autour du combat pour l'éducation des filles ;
- À Abdoulaye Sow professeur de philosophie au Lycée des parcelles Assainies Unité13, avec qui, je partage les idéaux salvateurs du savant, le dernier Pharaon Noir, Cheick Anta Diop ;
- Au Directeur Mamadou Thierno Talla pour m'avoir permis d'intégrer l'équipe du journal L'As Quotidien ;
- Au Maire de Missirah, mon directeur Amadou Ba qui m'a enseignée les arcanes du journalisme avec beaucoup de rigueur, en me soumettant aux exigences du métier
- Au talentueux journaliste, Oumar Kandé, du quotidien le « Soleil » qui m'a bien encadrée, en me vouant un grand respect au Desk Economie du Quotidien « L'As » ; je lui exprime toute ma reconnaissance ;
- Au Professeur El Hadji Ibrahima M'boup dit Félix, qui, très tôt, a cru en mon projet d'écriture et à son épouse Mariama Gassama qui lui sert de soutien et de rempart ;
- À mes sœurs cadettes, Adji Yacine Bar Diao et Aminata Diao, dite Ta Collé pour leur délicatesse et leur amabilité ;
- À Madame Kane née Aicha Ardo Mamadou Sow, nièce de mon époux, j'adresse ma pleine reconnaissance pour son assistance constante.
- À mon neveu Alpha Malang Kourouma, qui a diligenté l'accomplissement de cet opuscule ;
- À toute l'équipe du journal « L'As » Quotidien, au Rédacteur en chef Ousseynou Baldé, mes collègues et confrères Houreye Talla, Seydina Bilah Diallo, Hawa Bousso, Mame Diarra Dieng, tonton Daouda Kébé, Mamadou Coulibaly,

Souleymane Faye…. et Vieux Ndiaye qui a assuré les prises de photos de cet ouvrage.

- À mon confrère Samba Oumar Fall (Le Soleil) pour sa disponibilité ;
- À mes camarades de promotion à HEIC, Falilou Mballo, Amélia Antonita Dacosta, Pape Ndiaye, Seynabou Camara et Fatou Diarra ;
- À Monsieur Isaac Diop, Président de l'Association Sénégalaise des Laryngectomisés et Mutilés de la Voix (ASLMV) de l'hôpital Fann, pour sa parfaite collaboration avec son trésorier Oumar Dione, Madame Adama Fall, El hadj Maodo Sall et les patients membres de ladite association à qui, je souhaite prompt rétablissement ;
- À Fatou Senghor, originaire de Médina Sangako, pour sa volonté altruiste de porter le lourd fardeau des tâches ménagères durant toute la durée de ma maladie ;
- À Pape Samba Diop qui a assuré et permis tous mes déplacements lors de mes travaux d'enquêtes.
- Au Docteur Abdoulaye Diallo, Directeur des éditions L'Harmattan Sénégal, à sa courtoise équipe et à M. Mame Birame Diop qui a eu la sympathie de poser son regard critique sur ce livre.

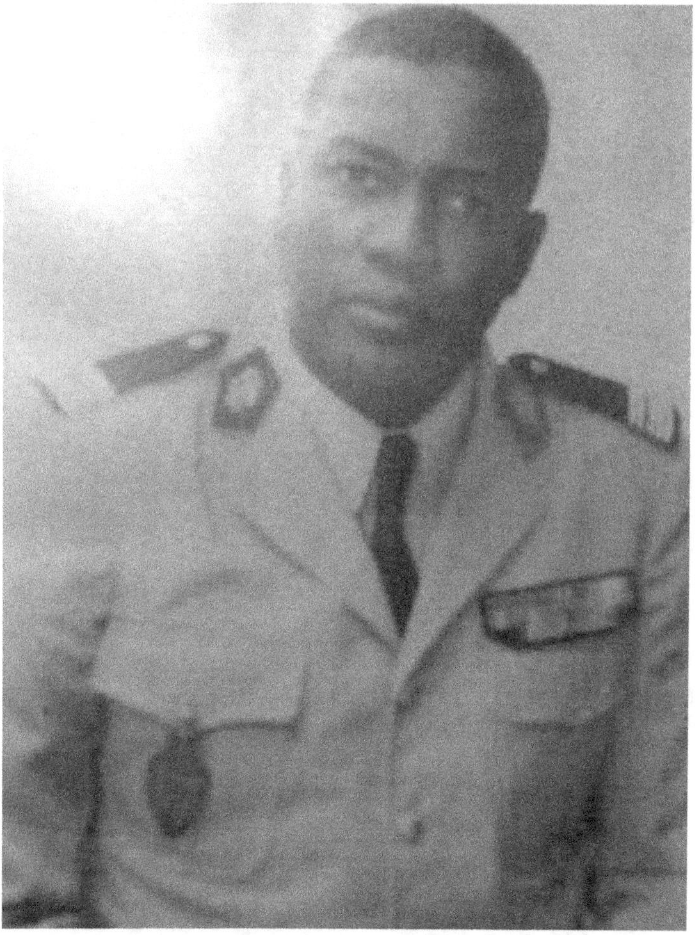

À la mémoire de mon cousin paternel, le Médecin-Colonel Lamine Cissé ; arraché à notre affection le 21 Janvier 1996.

Que la terre de Saint-Louis du Sénégal, lui soit légère et que la brise du fleuve souffle encore pour longtemps l'écho de son parcours de vie.

Amine !

Préface

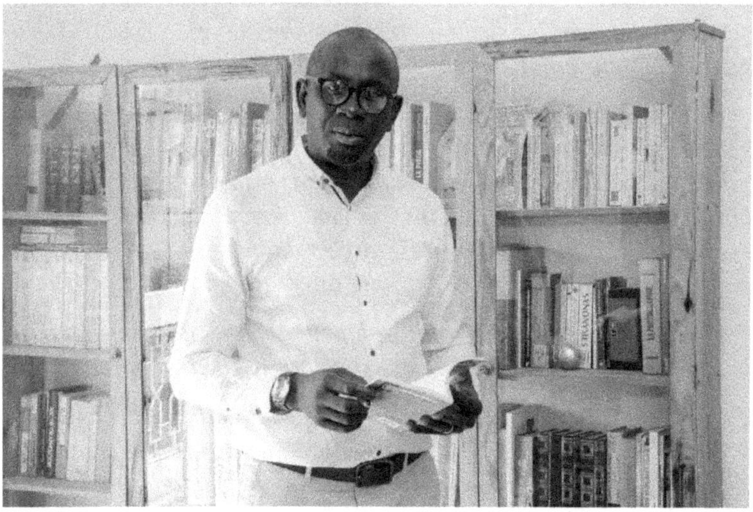

Je tire une vive satisfaction de préfacer le livre de mon ancienne étudiante.

Coluche (humoriste et acteur français), avait l'habitude de dire « pour juger les gens, il faut les connaître, et pour les connaître, il faut les aimer ». Je suis tenté, à la lecture de ces écrits qui vont suivre, de me placer sous ce registre afin de mesurer la profondeur et l'esprit généreux qui ont animé son auteure au moment de poser sa plume sur une page blanche.

Connaître quelqu'un et l'apprécier de cette manière nécessite forcément de visiter et revisiter son environnement géographique et familial. De ce point de vue, le livre sonne comme un documentaire-découverte sur une partie du « pays sérère », et plus précisément le village de Boyard, lieu d'enfance du Professeur Raymond Baye Souma Diouf, acteur principal de cette balade au cœur des pratiques et traditions sérères qui ont façonné le personnage. De son enfance en passant par son vécu d'adolescent, je découvre, à travers ces lignes, la présence continue des codes socio-culturels et traditions dans le cheminement et la construction en tant qu'homme du professeur. Un personnage très enraciné (pratique de lutte) et très ouvert sur le monde qui l'entoure (à travers l'école et les études supérieures), mais surtout très humaniste (le choix de la médecine pour enfin s'occuper des patients et les soigner).

L'auteure nous fait découvrir ainsi le personnage à travers sa spécialité (otorhinolaryngologie), un peu méconnue du grand public, d'où la pertinence et l'importance du chapitre qui lui est consacré, et qui pourrait nous éloigner davantage des croyances et autres obscurantismes liés aux maladies qui atteignent les parties respiratoires (nez), l'oreille ou la gorge.

Ces passages qui suivent sonnent comme un remède pour l'auteure, elle-même soignée et suivie par le Professeur.

Enfin, ce livre est un hommage et « un grand merci » à ces milliers de médecins, personnels soignants qui, fort du serment d'Hippocrate, sauvent des vies, rassurent des malades malgré les difficultés et autres insuffisances liées à l'exercice de la médecine dans des unités médicales à travers le Sénégal.

Dr Momar Thiam

Conseiller en Communication

Préambule

Les raisons de mon choix d'écrire sur le professeur Raymond Diouf

Ma pénible et difficile maladie fut traitée avec humanisme et efficacité. Mon long traitement médical, suivi par Raymond Diouf, Professeur titulaire spécialisé en Oto-Rhino-laryngologie Chirurgie Cervico-Faciale, m'a donnée l'opportunité de fréquenter la blouse blanche, de la côtoyer et de l'admirer.

Le Professeur est doté de connaissances pointues dans sa spécialité médicale. Il est un sauveur de vie dans la seconde partie de son existence, dans la première, il fut un champion de lutte traditionnelle sans frappe (en 1975) reconnue dans l'univers sérère, chose difficile à imaginer pour les collègues et patients qui ne connaissent de l'homme que l'apparat du médecin chevronné. Pour tout dire, il est un homme aux multiples cordes. Avec la Grâce divine, la contribution du Professeur titulaire a abouti à ma guérison, je me suis immergé dans une profonde motivation pour revisiter son parcours riche d'enseignements. Je reprends ma voix et ma plume pour lui consacrer de longues pages. Raymond Baye Souma Diouf, comme c'est de lui qu'il s'agit, est un digne fils sérère, natif de Boyard, dans la commune de Loul Séssène, arrondissement de Fimela, département de Fatick.

Première partie

Le champion de Boyard

Boyard Ndiodiom, village Sérère

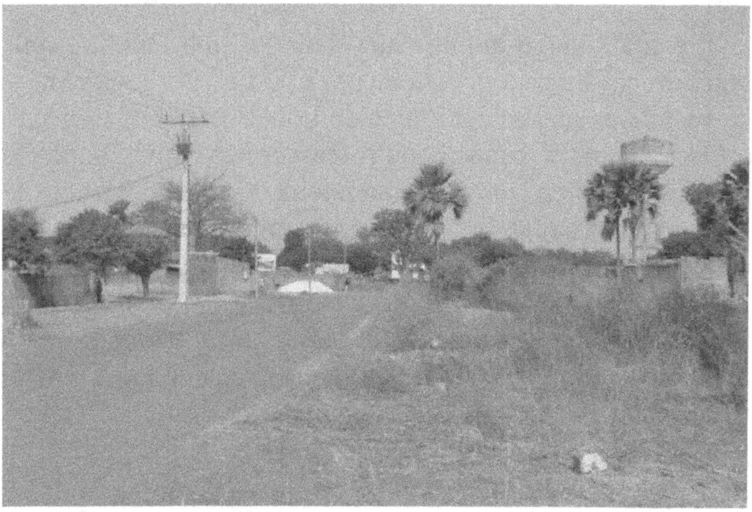

Sous nos masques, le coronavirus oblige, l'équipe quittant Dakar en partance pour Boyard ne sentait pas les odeurs qu'exhalait la végétation. En deux heures de route, sur une distance de 142 km, nous arrivâmes à Boyard Ndiodiom en passant par Ndiosmone et Ngoyé. Il soufflait un vent sec, bien que nous eussions été en mois de février. Nous sommes en 2021, en pleine crise sanitaire où le monde entier était secoué par la pandémie du coronavirus ou Covid-19. Notre équipe n'a pas bien humé l'air sec d'une certaine approche de la canicule. On apercevait les crevasses de la trainée des eaux capturées par des flaques. Il n'y avait pas de travaux champêtres. À cette période de l'année, les herbes jaunissent dans cette rase campagne du Sine. Les charrettes soulevaient la poussière rouge de la piste latéritique bordée d'anacardes qui nous menait vers le lieu natal de l'éminent Professeur Raymond Baye Souma Diouf. Tout au long du trajet, les rôniers imposaient leur image sur le décor à cent mètres avant l'entrée de Boyard. Se dressait à notre gauche, une mosquée nouvellement peinte en vert et blanc.

Boyard, village qui se situe dans le Sine Saloum, plus précisément dans le département de Fatick, arrondissement de Fimela et dans la commune de Loul Séssène au Sénégal, est le royaume d'enfance du Professeur Raymond Diouf. Ce patelin compte 400 concessions pour plus de 2000 habitants. La localité a su garder son authenticité rurale, malgré l'influence de la modernité qui envahit toute la zone. Elle est entourée de champs, lieux de culture du mil, de l'arachide, du niébé, du bissap, entre autres pendant la saison des pluies. La brousse est parsemée d'arbustes, notamment de kads, rôniers, baobabs et d'une végétation jaunie lors de notre passage au mois de février 2021, en pleine saison sèche. Si nous sommes parvenus à entrer à Boyard sans être inquiétés par le marigot qui part de Mbour à la localité, c'est parce que nous sommes arrivés en saison sèche.

À la place publique du village, lieu de rencontres et de communion, trône majestueusement l'Église « Notre-Dame de Lourdes » qui date de 1963 et ne peut plus contenir les fidèles catholiques des habitants de Boyard. Ces derniers souhaitent l'extension de leur lieu de culte qui dépend de la Paroisse Saint-Paul de Guilass.

L'Église « Notre-Dame de Lourde » est à côté d'une borne-fontaine publique.

À cent mètres du lieu de culte, après avoir dépassé quelques concessions, nous débouchons sur la grande place publique, bordée de niims, de baobabs, de fromagers et de palissades où se tiennent les séances de lutte. En face, se dresse la maison du griot. Dans ce village, comme dans beaucoup de cités traditionnelles sérères, l'installation des maisons obéit à des critères socioculturels. Le chef du village, qui peut être amené à prendre des décisions ou à agir pour l'intérêt général, n'est jamais loin du griot. Ce dernier, qui est le maître dans l'art de communiquer, est la voix du chef du village comme le « Paar » (chef des griots détachés au service du roi du Sine) était le porte-parole, grand messager mais aussi conseiller du « Maada Siniig » (Buur Sine).

Au village de Boyard Ndiodiom, les habitants racontent que la demeure du chef du village fait face à celle du griot pour préserver ce lien. Leur proximité depuis les temps immémoriaux, se passe ainsi. La maison faisant face à celle du chef du village est toujours occupée par le griot. S'il disparaît, elle est occupée par sa descendance ou attribuée à un autre griot. Il y habite pour qu'à chaque fois que le chef du village a une information à faire passer, « le griot soit à portée de main ». Cela permet une parfaite collaboration entre le chef du village et son conseiller, le griot. Dès que le chef doit faire passer un message, il interpelle le responsable de la maison des griots qui bat le tam-tam pour informer, par le rythme, les habitants mais aussi toute la population de la contrée. Le son du tambour varie en fonction du message à délivrer. Les initiés comprennent à chaque fois qu'ils entendent un rythme. Ainsi, l'appel pour la mobilisation des villageois est différent de celui annonçant un décès, une urgence ou même une attaque contre le village du temps de la royauté.

Quelques mètres plus loin, on découvre la concession de Georges Ndigue Ndong, père de Antoine Ngor Ndong et oncle maternel du professeur Raymond Diouf. La demeure est actuellement occupée par Antoine Ngor Ndong, cousin du professeur. Au seuil de la maison, un tronc d'arbre couché nous indique que c'est le lieu où Antoine Ngor Ndong, le Yalmbind, le chef du carré de la famille à Boyard Ndiodiom, reçoit ses hôtes. Dans cette concession se concilient, dans une parfaite harmonie, tradition et modernité. Elle est clôturée par un mur en ciment. On y voit aussi des bâtiments en dur et des cases traditionnelles, sans doute pour mieux conserver ce patrimoine qui fait la fierté dans tous les villages sérères.

C'est à l'entrée que Ngor Ndong nous a reçus avec toute l'hospitalité propre à ces gens de l'intérieur du pays. Dans ces localités, les chaumières semblent avoir plus de valeur que toute la richesse du monde, car elles préservent le sens de l'honneur mais aussi l'humanisme des occupants, contrairement aux immeubles des villes qui, malgré leur luxe insolent, créent parfois une distance entre voisins. La ville déshumanise alors que le village rapproche.

À une centaine de mètres de la demeure de Antoine Ndong, on aperçoit, après avoir traversé un espace entouré de quelques arbres et hautes herbes sèches, la maison du Professeur en médecine Raymond Diouf. Elle est bâtie en dur. Le bâtiment principal est construit sous forme de rectangle, avec une architecture originale rappelant les bâtisses de Gorée ou Rufisque. Il est peint en blanc et ocre dispose d'un espace pavé entre les chambres où les habitants de la maison, notamment des enseignants, se retrouvent pour discuter. Le domicile de l'ancien champion de lutte sans frappe de Boyard est scindé en deux parties : une réservée au Professeur et sa famille et une autre destinée au logement des enseignants du collège de Boyard, venus d'autres régions du Sénégal pour assurer leur mission sacerdotale au bénéfice des jeunes élèves.

A droite de la maison du Professeur, se trouvent, à une dizaine de mètres de la localité, deux cimetières ; musulman et chrétien installés l'un en face de l'autre. Dans ces lieux de silence éternel communient, dans un sommeil paisible.

Dans ce village, comme un peu partout en milieu sérère, règne une parfaite cohésion sociale et religieuse. Musulmans et chrétiens partagent le même environnement ainsi que les familles hétéroclites : voilà tout un esprit de fraternité et de solidarité.

Boyard est aussi un village réputé pour ses connaissances traditionnelles, surtout dans le domaine de la circoncision et de l'initiation. Un savoir-faire mystique toujours jalousement gardé par les « Ngaman » et les « Koumakh ».

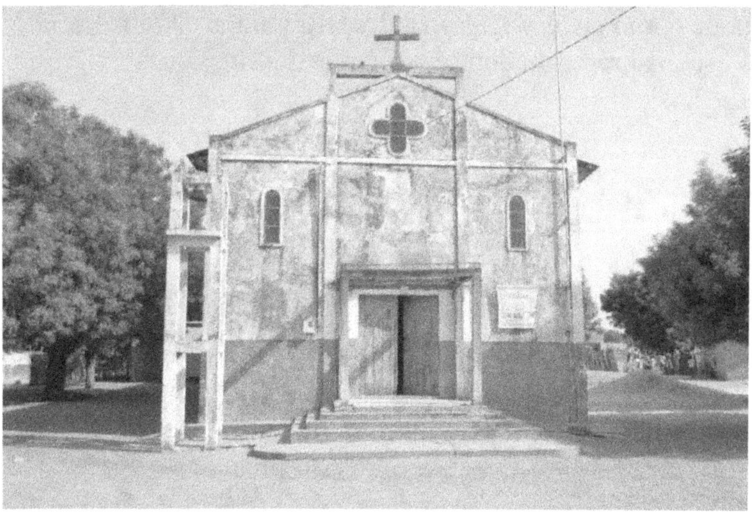

Église Notre Dame de Lourde

D'où vient le nom Boyard ?

En réalité, ce sont les colons français qui, ne pouvant pas prononcer ce mot sérère, ont eu à modifier le nom « M'Bar » en « BOYARD » comme « Ford Boyard ». Ce territoire des ancêtres du Professeur Raymond Diouf, habité principalement par des membres de l'ethnie sérère et quelques Peuls, s'appelait « M'Bar » qui signifie s'entraider dans les travaux champêtres dans la langue maternelle de Raymond.

L'histoire raconte qu'un jour, les colons sont passés et ont trouvé des agriculteurs sérères en train de labourer la terre. Ils leur ont demandé comment s'appelait la localité. Ne comprenant pas le français, un des cultivateurs a répondu : « Ka I Bara Méné » qui veut dire « on laboure ensemble la terre ici ». Les Français n'ayant pas bien compris aussi la langue sérère ont prononcé « Boyard » pour nommer le village natal de Raymond Diouf. Le nom s'est ainsi répandu dans cette partie du Sine.

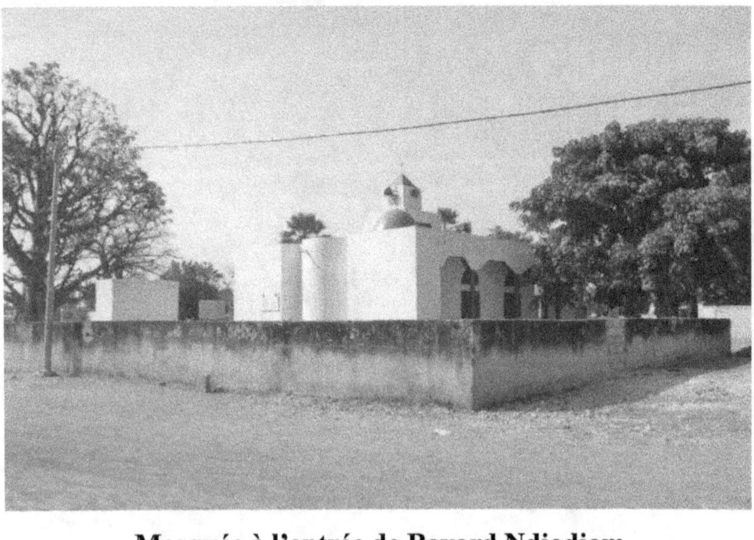

Mosquée à l'entrée de Boyard Ndiodiom

Le royaume d'enfance de Raymond Diouf

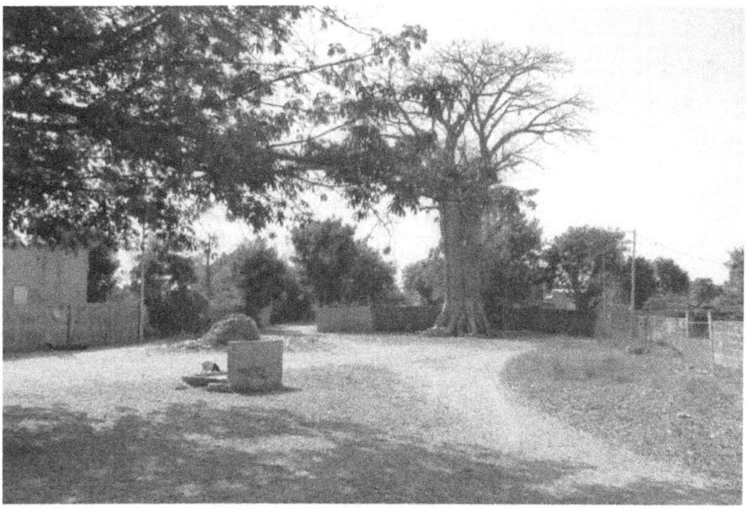

Boyard Ndiodiom

Orphelin de mère et de père dès l'âge de sept ans, Raymond Diouf est issu d'une famille modeste qui compte chrétiens et musulmans. Il est né le premier jour de l'année 1956 dans les sables fins et fertiles à Boyard. Comme tous les enfants de sa communauté, le petit Raymond a reçu une bonne éducation de la part de ses oncles maternels et grâce aux Sœurs religieuses de Saint-Thomas de Villeneuve.

Unique garçon d'une fratrie de quatre enfants, Professeur Raymond Diouf se souvient toujours de sa mère Élisabeth Daba Ndong qui est décédée en 1960, à Joal, une semaine après la naissance de sa dernière petite sœur, Émilie Diouf dite Mimi. C'est en faisant la médecine qu'il avait demandé les circonstances de la mort de sa mère à la Sœur Marie Henri, infirmière au dispensaire de Joal. Cette dernière lui avait confirmé que sa maman a été emportée par le tétanos obstétrical. Alors que, dans le milieu sérère, certains lui disaient que c'était à cause des mauvais esprits que sa mère avait tiré sa révérence. En somme, il faut dire que c'est à cause de l'obscurantisme qui prévalait dans la société à cette époque qu'Élisabeth Daba Ndong est passée de vie à trépas. Car après avoir accouché, elle n'avait pas reçu de dose antitétanique. Cette perte due à une négligence médicale a, peut-être, poussé le jeune Raymond à choisir la vie comme sacerdoce et comme profession.

C'est après le décès de sa mère, à Joal que la Congrégation des Sœurs de Saint Thomas de Villeneuve avait recueilli le bébé Émilie, sœur cadette de Raymond Diouf. Lorsque les religieuses ont appris que la défunte a laissé une petite famille à Boyard Ndiodiom, elles ont, tout en respectant les procédures d'adoption, réussi à recueillir les deux grandes sœurs du bébé Émilie : Sophie, Rosalie et son unique frère, le jeune Raymond Diouf.

À cette période, les Sœurs avaient leur congrégation à Joal, à Mbodiène, à Saint Louis et leur maison-mère se trouvait à Neuilly-sur-Seine, en France. Émilie, en réalité, ne connaissait que ces Sœurs religieuses, plus particulièrement Sœur Dominique. De taille moyenne, cette jeune Bretonne était une savante caractérisée par la gentillesse et le courage, son endurance et son activité perpétuelle lui prêtaient des traits quasi masculins.

À l'époque, on ne voyait pas de femmes au volant mais la Sœur Dominique elle, conduisait une voiture de marque Citroën. « Très difficile de parler de notre regrettée Sœur Dominique emportée par une pathologie du cerveau en France ! C'était elle-même qui donnait le biberon à Émilie », rappela le Professeur Raymond au cours de nos discussions. Il poursuivit : « elle la considérait comme sa propre fille et l'avait élevée comme toutes les filles de son âge. Bref, ces Sœurs religieuses de Saint-Thomas avaient bien assuré l'éducation et la scolarisation de la famille Diouf. »

Le petit Raymond qui était élevé par ces Sœurs religieuses, avait reçu une éducation des Frères canadiens de la Congrégation du Sacré-Cœur, mais aussi de ses oncles maternels : Seeck Ndong, le plus âgé, Georges Ndigue Ndong, qui fut chef de village à Boyard et qui avait fait la Seconde Guerre mondiale de 1939–1945, et le plus jeune de ses oncles qui s'appelait Sidi Ndong. Sa mère, Élisabeth Daba, était la cadette et l'unique fille de cette famille Ndong.

Dans la communauté sérère, le matriarcat est de mise ; c'est l'oncle maternel qui prime et s'occupe de la formation de l'enfant. Aussi l'oncle se charge de l'éducation traditionnelle de son neveu, en l'initiant aux mystères de la vie. Pour s'en convaincre, il suffit de relire le poème que Léopold Sédar Senghor a consacré à son oncle Waly à qui il dit : « Tôkor Waly, tu écoutes l'inaudible. »

Quand le petit Raymond vivait avec ses parents, sa maman Élisabeth Daba l'avait choyé, gâté. Elle ne voulait pas que son unique fils fréquentât l'école des Blancs. L'essentiel pour elle, c'était de faire de son jeune prince, un riche héritier de troupeaux de bœufs, de moutons et de terres dans son village natal. Malheureusement, Yaye Élisabeth Daba Ndong disparut bien trop tôt.

Après cette triste épisode le bambin, Raymond Diouf habitait désormais avec son père. Le professeur a gardé intacte, dans sa mémoire, la trace physique de son défunt père Hamat Marcel, sa belle allure et son visage radieux. Son père Marcel était toujours souriant, c'était un être doux en effet il n'avait jamais levé la main sur lui. Par contre sa regrettée mère le secouait de fois à autre et parfois de vraies bagarres éclataient entre la mère aimante et l'enfant obstiné.

A chaque fois que le turbulent Raymond était malmené par les petits du village, il se précipitait auprès de son papa pour les dénoncer, Hamat Marcel Diouf, lui répétait calmement en sérère : « il n'y a que les détritus qui ne grandissent pas » pour l'inviter à demeurer stoïque. Cela voulait simplement signifier pour son père que son fils aurait suffisamment de force un jour pour se défendre. C'était une façon d'inculquer le courage et la patience à son unique garçon ; « un jour, pensait-il, Raymond se défendra lui-même ».

Au cours d'une discussion familiale animée, les trois oncles maternels racontèrent à leur neveu Raymond une histoire au sujet de son père. « C'était un brave lutteur considéré comme un guerrier doublé d'un être doté de pouvoirs mystiques », disaient-ils.

Avant qu'il ne prît comme épouse Elisabeth Daba Ndong, Hamat Marcel Diouf avait réalisé une prouesse. Un jour il porta un robuste tronc d'arbre devant servir de support au grenier qu'il déposa devant la concession de sa future belle-famille, et quand les oncles Seeck, Ndigue et Sidi Ndong voulurent le soulever à trois, ils n'y parvinrent pas.

Certains de ses parents sérères prédisaient que le père de Raymond, Sophie, Rosalie et Emilie Diouf ne resteraient pas longtemps dans ce bas-monde à cause des signes mystiques et potentiels anormaux qu'ils manifestaient.

Deux ans après la mort de sa mère, le petit Raymond perdit son père, plus précisément en 1962. C'est à cette période que l'oncle Seeck Ndong, qui souhaitait que son neveu soit formé à l'école française, avait planifié un enlèvement qui sera exécuté, au cours d'une nuit. Il avait demandé à Ndigue Ngom, habitant à Boyard Tock, de porter Raymond sur le dos d'un âne jusqu'à Joal. Mais, le lien de l'enfant avec la famille paternelle était loin d'être rompu. À chaque hivernage, Raymond revenait à Boyard, chez sa famille paternelle pour y passer les vacances. Il continua son cursus scolaire, commença à apprendre à l'école de la vie. L'oncle Georges Ndigue Ndong, réputé pour sa rigueur assimilable à celle d'un militaire, était un patriarche enraciné dans la culture sérère ; il s'engagea à éduquer son neveu. De ce fait, Raymond a été élevé comme les jeunes sérères du village et a subi la même trajectoire. Chaque jour, dès cinq heures du matin, si jamais Raymond et son cousin Antoine Ngor Ndong ne se levaient pas au bout de cinq minutes, l'oncle Sidi les réveillait avec un marteau qu'il tapait sur la malléole externe.

Depuis lors, le Professeur a son horloge biologique, chaque jour, il se lève à 5 heures du matin car ne voulant pas être en retard au travail.

Le manque de ponctualité l'énervait et le rendait malade.

L'étape de Joal

L'enfant Raymond, âgé de huit ans, débarque à Joal, chez les Pères catholiques, à l'école Lamoise. Les Sœurs infirmières l'y accueillent à bras ouverts. C'est ainsi qu'il continua ses études primaires à Joal jusqu'au CM1. Il fut reçu au concours du séminaire de Ngasobil.

C'est au Séminaire qu'il fit la classe de CM2. Il réussit avec brio son entrée en sixième à l'âge de 11 ans. Il y resta jusqu'en classe de cinquième seulement, comme il n'était pas fait pour être prêtre. D'ailleurs, oncle Seeck Ndong ne voulait pas qu'il s'oriente vers la vocation de prêtre. Le fils unique d'Élisabeth Daba avait fait la sixième, la cinquième pour se préparer à la vocation de prêtre. Mais l'oncle maternel Seeck Ndong disait non au jeune Raymond. « Il n'est pas question que tu sois prêtre. Tu dois assurer la descendance de la famille paternelle. Tu es le seul garçon de Hamad Marcel Diouf. Saches que tu n'es pas destiné à être Prêtre ! », tempêta son oncle Seeck, le patriarche de la famille maternelle. Ce refus catégorique de son oncle, nous permet de jeter un regard sur les us et coutumes de la tradition sérère qui font primer le lien entre le neveu et l'oncle maternel, en raison du matriarcat. Compte tenu de ce fait, le neveu est placé sous l'autorité de son oncle maternel et lui doit obéissance. Malheureusement, le jeune chrétien qui aspirait à la vocation de prêtre, ne portera jamais la soutane. Il n'eut jamais la chance d'accomplir cette exaltante mission au service de Dieu et de l'Humanité, les nobles bienfaisances de ces religieux qui croient en Jésus. Cependant ce rêve avorté a fait de Raymond Baye Souma Diouf un infatigable sauveur de vies. Après avoir franchi ces étapes qui juxtaposent la vie d'un Homme, Raymond s'est marié avec sa cousine sérère, Elisabeth Daba Sarr, homonyme de sa regrettée mère. Ils ont eu ensemble cinq bouts de bois de Dieu dont une fille Françoise Daba qui porte le nom de sa mère.

Au cours de nos entretiens le professeur se rappela de la regrettée Sœur Dominique qu'il considérait comme une mère de substitution pour la famille Diouf.

Son éducation religieuse fut assurée par des missionnaires français qui lui ont montré le chemin du Christianisme, lui ont inculqué l'amour de la connaissance. Un amour qui a nourri par la suite sa quête perpétuelle du savoir. Raymond fait partie de ces nombreux cadres sérères issus de la Petite-Côte qui ont bénéficié de cette formation holistique. Parmi ceux-ci on peut citer le Président Léopold Sédar Senghor qui, bien avant lui, était pensionnaire du séminaire de Ngasobil.

Raymond Diouf, l'enfant de Boyard ne se laissait jamais marcher dessus, il était l'ange-gardien de ses sœurs bien qu'il fût très têtu et turbulent, mais il n'usait jamais de violence : tels sont les traits de caractères du neveu de Georges Ndigue Ndong. D'ailleurs son cousin Antoine Ngor Ndong, témoigne le courage du jeune Raymond, de sa détermination pour les études mais aussi de la sérénité qui le caractérisait.

Ces éducateurs, références du jeune Raymond

Monsieur Moulaye

Le Docteur garde le souvenir de son Professeur d'Histoire et de Géographie, le très respectueux monsieur Moulaye qui alliait savoir-vivre, assiduité et ponctualité. Il avait aussi une mise vestimentaire très soignée. Ce qui a profondément marqué le jeune écolier, selon le docteur Raymond les hautes qualités pédagogiques de monsieur Moulaye ne sont pas données à tout le monde. Pendant ses heures de cours, un silence de cathédrale régnait dans la salle de classe. Il captivait l'attention de ses élèves, on aurait même dit qu'il les charmait par la maîtrise de ses connaissances, mieux encore, à la fin de chaque cours il nous rappelait toujours que « les gens forts sont toujours patients ». Le Professeur d'Histoire faisait allusion aux Américains qui, à cette époque, avaient des différends avec l'Union soviétique. Certains observateurs les taxaient de poltrons, mais selon le Professeur Moulaye, ils ne pouvaient pas être des poltrons parce que, justifia-t-il, « si nous revisitons leur histoire, on se rend compte que leurs ancêtres sont des déportés. Ils ont, par la suite, envahi un pays où ils ont trouvé des gens qu'ils finissaient par réduire en esclavage. » Donc, conclut le Professeur Moulaye, « les Américains étaient loin d'être des poltrons. Ils ressemblent plutôt à des bandits mais comme ils sont forts, ils sont calmes. Il vaut mieux ne pas trop les réveiller. » M. Moulaye, l'historien, essayait de leur faire savoir que seuls les gens forts sont calmes. Le Professeur Moulaye fascinait tous les élèves, un grand respect lui était voué.

Le Directeur Gorom

Le jeune écolier se rappelle encore les moments passés au collège. Son Directeur d'école Gorom l'avait aussi fortement marqué, par son sens très élevé de la rigueur et sa confiance exacerbé.

À cause de son manque d'indulgence, ce directeur était craint par tous les élèves, il punissait les élèves turbulents et ceux qui ne faisaient pas d'efforts dans leurs études. Un jour, ce fut le tour de l'écolier Raymond, puni et privé du repas de midi, il fut obligé de passer seul la journée à l'école sans se restaurer. Porté par l'amour et l'humanisme qui les caractérisent les Sœurs Religieuses s'étaient résolues de lui apporter son repas en traversant le pont en bois qui relie Fadiouth et Joal. Des sanctions sévères que leur infligeait le Directeur Gorom. Il a retenu des leçons de vie qui lui ont servi dans son parcours humain et professionnel.

Frère Bouffard

L'enseignant en médecine conserve un excellent souvenir des Frères du Sacré-Cœur qui enseignaient à l'école primaire Lamoise implantée à Joal dans le département de Mbour, anciennement royaume du Sine.

Il se rappelait plus particulièrement d'un frère canadien, le Frère Bouffard qui parmi tous les enseignants passait le plus de temps avec les élèves, ce dernier finit par occuper le poste de Directeur de l'école Lamoise de Joal.

La Congrégation du Frère Bouffard était la même que celle du Collège Saint-Michel de Dakar, à cette époque-là. M. Bouffard avait impressionné le jeune écolier, non seulement par sa gentillesse mais aussi par sa patience, sa tolérance débordante et surtout son intelligence inouïe. Avec sa mémoire photographique, le Frère Bouffard nommait sans jamais se tromper ni sourciller les noms et prénoms de ses élèves de l'internat de l'école Lamoise, il retenait aussi parfaitement ceux des enseignants et employés de son établissement.

Le petit sérère était en admiration devant l'intelligence des frères canadiens, leur système éducationnel le fascinait. Les capacités exceptionnelles du directeur, Frère Bouffard faisaient naitre en lui de nombreuses questions. Comment faisait-il pour retenir autant de noms et de visages à la fois ? Comment toutes ces informations ne s'emmêlaient- elles pas dans sa matière grise ?

L’odyssée dakaroise

Après l’obtention de son brevet à l’établissement Sacré Cœur de Mbour, l’enfant de Boyard foula le sol de la capitale sénégalaise, en 1971. Il s’inscrivit en classe de seconde en série D au Collège Sacré-Cœur de Dakar. Il n’était pas dépaysé avec la présence des Frères canadiens. C’était la suite de sa formation religieuse et une autre étape du cycle secondaire. Le néo-citadin, passionné de lutte ne s’occupait cependant que de ses études : il passa la classe de seconde D et de Première D avec succès. Dès l’entame de son année scolaire en classe de Terminale D, le neveu de Seeck Ndong se mit à bûcher avec un emploi de temps chargé. Après avoir décroché son Bac D avec la mention Bien en 1973, il devait bénéficier d’une bourse étrangère avec trois autres nouveaux bacheliers pour poursuivre des études supérieures en France. Cette mention, bien que satisfaisante, à l’époque, n’agréait point l’adolescent qui pensait pouvoir faire mieux. Un différend l’opposant à son professeur de mathématiques, Monsieur Bréyard, à deux mois des examens l’en avait empêché. Aussitôt après la proclamation des résultats du Bac, le jeune Raymond quitta Dakar, euphorique, pour informer ses parents et oncles à Boyard. Il voulait aussi leur faire part de sa volonté d’exploiter l’opportunité que présentait cette bourse pour continuer ses études en terres française. Arrivé à Boyard, le plus âgé de ses oncles, Seeck Ndong refusa catégoriquement que le fils unique de sa petite sœur Élisabeth parte en France. Pour l'oncle, il n'était pas question qu'il sorte du pays, de peur de le perdre à jamais à cause de son jeune âge et de son fort caractère.

Raymond apparaissait aux yeux de son oncle comme un jeune homme têtu, très têtu et révolté. Seeck Ndong avait peur que son cher et unique neveu ne coupe les ponts avec sa famille une fois en Occident. Après tout il était l'unique garçon de son beau-frère, Hamad Marcel Diouf, dont il devait également assurer la descendance. Face au refus de son oncle de le laisser partir en Europe pour une carrière prometteuse, le nouveau bachelier rétorqua à ses oncles : « Vous ne me racontez que des histoires ! Je partirai, vous n'y pourrez rien ! ». Avant d'ajouter : « J'étais juste venu vous en informer… ».

Durant cette nuit, le jeune bachelier éprouva une colère noire et se demandait pourquoi son oncle le privait d'une telle opportunité. Une occasion tant recherchée par tous les titulaires du bac.

Il ne parvenait pas à fermer l'œil, tant sa déception était grande, il réfléchissait à son avenir. Au cours de cette longue nuit blanche, il prit la décision de partir même si son oncle s'y était farouchement opposé.

Le lendemain, à la pointe de l'aube, Raymond Diouf se leva. Quand il quitta Boyard, l'oncle Seeck Ndong lui signifia, chantonnant dans sa langue maternelle, le sourire aux lèvres : « Tu comptes partir en France Raymond, on verra Hum ! On verra cela ! ».

Raymond s'en alla avec assurance et espoir, retournant à la capitale sénégalaise pour se préparer et récupérer son billet pour l'Europe. Mais, jusqu'à présent, le Professeur Titulaire spécialisé en ORL ne peut dire ce qui s'est réellement passé. Magouille dans les papiers administratifs ou pratiques occultes de son oncle ? Mystère et boule de gomme ! Toujours est-il que Seeck Ndong avait juré sur les ancêtres qu'il ne partirait pas poursuivre ses études en Europe, malgré l'obtention de la bourse.

Les trois heureux boursiers quant à eux avaient pris le chemin des airs pour poursuivre leurs études en France, laissant le brillant Raymond sur le carreau dans un désespoir total. Ce fut pour lui une déception mémorable, car son rêve de bachelier ambitieux venait de prendre l'eau.

Très énervé, n'ayant rien compris de ce qui lui arrivait le garçon de Hamad Marcel Diouf s'est finalement rabattu vers l'Université Cheikh Anta Diop de Dakar. Il se demandait ce qu'il pouvait bien y suivre comme études et qui ne déboucherait pas sur l'enseignement. On lui proposa alors de faire médecine. Avec sa mention Bien en série scientifique, il lui était facile de s'inscrire dans cette faculté. En 1974, Raymond Diouf s'inscrivit à la Faculté de Médecine, de Pharmacie et d'Odontostomatologie de Dakar.

Cursus universitaire

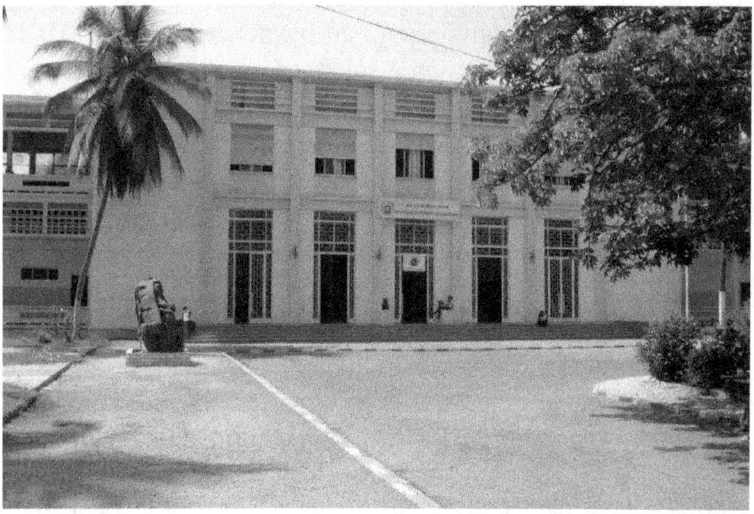

Facultés de Médecine, Pharmacie et d'Odontologie à Dakar

Les premiers pas dans la vie estudiantine étaient très difficiles. N'ayant aucun repère, c'était pour lui un vrai désordre dans l'université. Comparaison faite de son passage dans les écoles privées catholiques où il a tout son cycle primaire, moyen et secondaire. Il commençait à huit heures précises et terminait sa journée à dix-sept heures. Arrivé à la Faculté de Médecine, de Pharmacie et d'Odontostomatologie avec sa bourse entière, Raymond qui ne voyait aucun surveillant, prenait certaines libertés. Dès le début de l'année 1974, l'étudiant sérère n'avait ni cahiers, ni livres, ni stylos. Il ne connaissait pas non plus le chemin de la bibliothèque universitaire (BU). Le neveu de Seeck Ndong était dépassé sur tous les plans. Il retenait que les Sœurs infirmières lui avaient toujours donné ses livres et ses fournitures dès le démarrage des cours. Ainsi, il n'avait rien compris de la nouvelle situation qu'il vivait, mais il respectait ses activités sportives à ses heures creuses. Il pratiquait le basket à la Jeanne d'Arc. Plusieurs sports étaient à sa portée. Aussi, avait-il basculé de l'athlétisme au basket, en passant par le karaté ; c'étaient les activités sportives qui le préoccupaient plus que toute autre chose. À la fac, on lui recommandait une bibliographie, alors qu'il n'avait pas l'habitude d'aller à la bibliothèque, ni de faire photocopier des documents. Il ne se retrouvait guère dans cet environnement estudiantin où il percevait 24 000 francs par mois en 1974 avant la dévaluation du franc CFA, en cette belle époque. La chambre de l'étudiant s'élevait à 2500 francs et les tickets du restaurant à 5000 francs pour tout le mois y compris le petit-déjeuner, le déjeuner, et le dîner. C'était la bombance pour le ressortissant de Boyard Ndiodiom. Mais après deux mois d'immersion, l'étudiant athlète commença à comprendre que l'Université Cheikh Anta Diop de Dakar est un temple du savoir, vu les règlements intérieurs auxquels il fallait se conformer et la sécurité qui y régnait. Raymond fit alors sa prise de conscience au mois de juin, il devait alors reprendre cinq matières au mois d'octobre.

Dépassé par ses mauvais résultats, Raymond Diouf rentra calmement à Boyard pour cultiver les champs de ses ancêtres durant l'hivernage et faire paître les animaux jusqu'au début du mois de septembre. Le vacancier revenait à Dakar pour chercher ses camarades étudiants à qui il empruntait des cours et fascicules, par-ci et par-là. Ce qui lui permettait d'apprendre les leçons qu'il n'avait pas par-devers lui. Il cherchait à se rattraper et à s'améliorer pour ne pas trahir ses ambitions. Il avait bien compris et planifié son agenda de travail. Heureusement, le jeune génie parvint à réussir à ses examens au mois d'octobre. Et en deuxième année, Raymond Diouf tira les enseignements de la première année de fac qu'il avait failli rater. C'est ainsi qu'il se concentra sérieusement et sereinement sur ses études. Mais la Biochimie était sa bête noire. Dans cette discipline, il avait la malchance de récolter une note éliminatoire, mais le courageux Raymond s'était bien débrouillé pour que son nom soit mentionné de justesse sur le tableau des admis.

Accompagné de son ami étudiant venu de la France, ce dernier se moquait de lui alors qu'il avait échoué à ses examens en France. La troisième année en Médecine était une si redoutable année que Raymond s'en méfiait, car il commençait à étudier la sémiologie, l'étude des signes des maladies. Non seulement le volume de connaissances à maîtriser dans cette matière était énorme, mais le Professeur chargé de l'enseigner n'expliquait pas tous les signes. Ainsi, il revenait à l'étudiant de faire des recherches approfondies pour s'en sortir. Raymond se souvient encore des difficultés rencontrées en sémiologie : « le Professeur nous expliquait certes les signes du paludisme, mais il n'expliquait pas pourquoi le patient a de la fièvre, des courbatures, etc. ». En quatrième année, Raymond se rappelle les modules et les contrôles continus. Très déterminé et accroché à ses études en médecine, il ne s'est jamais découragé. Son Professeur de sémiologie, Birame Diop, originaire de Sokone, faisant partie de la première promotion d'internes sénégalais, avait l'habitude de distribuer les notes à haute voix devant tous les étudiants. Un jour, alors que Raymond Diouf avait récolté une très mauvaise note, le Professeur l'intimida en lui disant en

Sérère : « Raymond, tu ne seras jamais médecin, va cultiver des cacahuètes ! ». Le Professeur Diop, nous apprend Raymond, était très honnête. Il était très juste dans ses évaluations et faisait toujours des suggestions à chaque étudiant ayant une mauvaise note. Raymond témoigne aussi qu'il était objectif et se pliait à la déontologie dans sa notation. Il ne cessait de faire des suggestions à ceux qui trébuchaient, traînaient et fignolaient. Jamais, il n'oubliait les notes d'un seul de ses étudiants. Il avait une mémoire d'éléphant et un fort caractère. Malgré les dures épreuves qu'il a surmontées, l'étudiant Raymond était convaincu qu'il allait réussir. Il y croyait fermement et il a franchi sûrement le cap. En sa cinquième année en Médecine, il comprenait alors qu'il ne sert à rien de se casser la tête, mais qu'il fallait s'y mettre à temps. Raymond changea alors de fusil d'épaule, adopta une nouvelle méthode de travail : il a mûri. C'est ainsi qu'il travaillait en groupe, pratiquait son stage le matin et le soir, il allait à la fac pour assister à ses cours.

Raymond concilie études et lutte

Étudiant en faculté de médecine, Raymond suivait ses cours correctement, mais parallèlement, menait des activités sportives dans lesquelles figurait en bonne place le basket. Après les cours auxquels il accordait une importance capitale, l'étudiant Raymond partait le soir, à Grand-Yoff, populeux quartier de la capitale où il était toujours flanqué de son fidèle cousin et compagnon, Robert Wally Faye. Ce dernier était son « souk », c'est-à-dire son homme de confiance. Robert Wally suivait le grand lutteur, portait son sac rempli d'amulettes de toutes sortes et de sa tenue conçue pour l'arène, qui protégeaient contre le mauvais œil et les envoûtements venus de l'adversaire. Robert Wally Faye, en plus d'être un fidèle compagnon de Raymond

Diouf, était le gardien du « Thial » ou armada mystique très important pour les lutteurs sérères. Le quartier Grand-Yoff, tout comme Khar Yalla, était réputé pour les séances de Mbapat (lutte traditionnelle). C'est dans ce quartier que se trouve aussi la mythique arène Adrien Senghor, lieu de passage obligatoire pour tous les jeunes lutteurs fraichement arrivés des zones rurales du Sine-Saloum et d'autres contrées sérères, et voulant se faire un nom dans la capitale sénégalaise.

Les souvenirs de ces rencontres sportives fourmillent encore dans la mémoire du professeur. Étudiant, Raymond n'a jamais caché sa passion pour la lutte ; on dirait qu'il l'avait dans le sang. Certains de ses Professeurs en médecine n'hésitaient pas à le traiter de « crétin », ou d'étudiant « dépourvu d'ambition ». À leurs yeux, la pratique de la lutte était incompatible avec les études universitaires, qui demandent beaucoup de temps et de concentration. Mais pour l'étudiant sérère, la lutte est un sport comme le football, le basket, etc. Raymond n'était pas du même avis que ces gens qui voulaient dévaloriser le sport de chez nous, hérité de nos ancêtres, et qui véhiculait des valeurs comme le Jom, la capacité à faire face à l'adversité. Pour mieux conforter sa thèse, le médecin ne manque pas de nous signifier qu'actuellement, la lutte nourrit son monde. L'une de ses ambitions est aussi, plus tard, de réformer ce sport légué par les ancêtres comme cela a été fait avec le basket aux États-Unis d'Amérique. Il veut que sa passion soit réservée à une certaine élite estudiantine, qui pourrait même bénéficier de bourses pour valoriser et promouvoir cette discipline sportive tout en poursuivant leurs études. Mieux, pour le Professeur Raymond, la lutte doit être introduite dans les programmes scolaires, à l'image de notre voisin du Niger.

En cinquième et sixième année, le génie sérère était rodé ; il prenait bien connaissance de ses cours théoriques en médecine avec intelligence, et il avait des dispositions réelles pour exceller dans son sport préféré, à savoir la lutte traditionnelle sans frappe.

« Raymond Boyard », lutteur et futur médecin

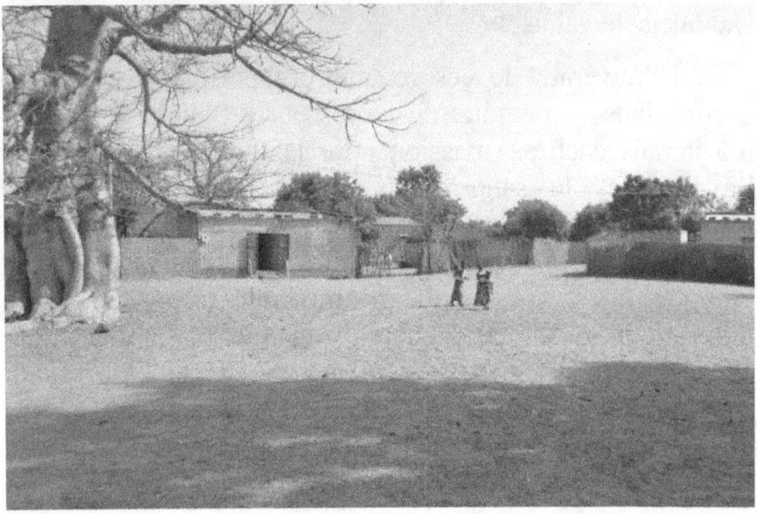

Place publique où les séances de lutte de Raymond Boyard se tenaient

Le journal Zone 2 a consacré un article à Raymond du fait de sa singularité.

Comment expliquer qu'un étudiant de médecine puisse avoir autant de passion et de détermination pour la lutte, parent pauvre des sports pratiqués au Sénégal ?

Raymond Boyard était son nom de lutteur. Dans le milieu, les lutteurs ont tous des pseudonymes et le futur médecin se faisait appeler « Raymond Boyard ».

L'étudiant sérère était singulièrement un intellectuel qui avait choisi la lutte. Et le reporter Cheikh Tidiane Djigo de noter dans son article, le lien très étroit entre Raymond et la lutte, mais aussi le paradoxe que certains verraient dans le sport qu'il avait choisi et le métier de médecin auquel il se destinait. « La lutte, nous révèle Raymond, était donc considérée comme un sport mineur réservé aux villageois. Or dès mon jeune âge, j'avais une passion pour les *Mbappat*[1] ».

C'était son environnement qui a été déterminant dans son option sportive : « j'avais appris la lutte sans frappe depuis mon jeune âge ». Rappelons que cette lutte traditionnelle sans frappe est un art, un sport qui se pratique avec technicité et finesse, et est agrémenté par les chants des cantatrices, des danses et des rythmes endiablés des tam-tams qui peuvent mettre en transe tout lutteur. Par conséquent, la lutte véhicule et promeut notre culture, à en croire le Professeur Titulaire, spécialiste en ORL. « La lutte, qui peut être assimilée à de l'intelligence en mouvement ne se faisait pas par la violence ni par la force, mais exigeait des aptitudes d'athlète. La technicité représentait cinquante pour cent, le reste c'était la bataille psychologique et un peu de mystique, pour terrasser l'adversaire, comme le pense mon oncle Seeck Ndong », insista le Professeur. Même si beaucoup de ses parents sérères pensent que c'est le maraboutage qui terrasse l'adversaire et faisait des victoires avec panache, l'unique fils de Élisabeth Daba Ndong, lui, imitait les regrettés grands champions de lutte sénégalaise, Mbaye Guèye, Double Less, tous deux décédés, en 2021, au moment où nous écrivions ce livre.

L'étudiant Raymond nous révèle que pendant les vacances à Boyard, il délaissait ses livres pour se mesurer à ses pairs, lors des séances de lutte organisées dans les

---

[1] Lutte traditionnelle

différentes contrées. Les villages se lançaient des défis et se déplaçaient les uns chez les autres pour lutter. Les débuts furent prometteurs. Il y avait d'abord les éliminatoires qui s'étendaient sur une semaine. Les trophées étaient mis en jeu, les trois jours suivants. À lui seul, Raymond en compte 17 de gagnés de haute lutte. Ainsi, à l'approche du championnat, les jeunes de Boyard cotisaient du mil, se procuraient des bœufs pour nourrir les participants venus de partout. Des défaites, le champion de Boyard en a aussi connues, mais le jeune lutteur a bien évolué dans l'univers du « Lamb », peuplé de mysticisme tout en poursuivant sa carrière dans le domaine de la médecine.

Ces deux domaines que sont les études universitaires et la lutte étaient difficilement conciliables, surtout pour un futur médecin. Quelqu'un qui est chargé de guérir des malades et de sauver des vies, détenant comme arme la science. Le Professeur Raymond n'était pas le genre d'intellectuel sénégalais qui disait en haussant les épaules que l'Afrique a ses mystères pour exorciser le mal que l'on ne comprenait pas.

Il avait, par ailleurs, fait son choix : renoncer définitivement à la lutte. Les exigences de son métier étaient à l'origine de ce divorce d'avec une bonne partie de lui-même. Il ne vivra cependant pas un grand déchirement, dans la mesure où Raymond était resté un des plus fervents partisans de la lutte traditionnelle sans frappe de Boyard. Ses cadets, restés au village, comptaient beaucoup sur le soutien du Docteur sérère, digne fils de Boyard.

La lutte, une obsession chez Raymond…

Comme tous les élèves de son école, le jeune Raymond pratiquait aussi le football, le basket, le karaté. Ses loisirs se résumaient aux travaux champêtres. La nuit, les jeunes garçons du village qui surveillaient les troupeaux commencèrent à pratiquer la lutte comme distraction. Cette discipline était particulièrement une passion pour Raymond. Il s'y adonnait d'ailleurs, le plus souvent durant la saison des pluies. En milieu sérère, les séances de lutte se faisaient en général, après les récoltes. Les garçons organisaient des compétitions inter-villageoises où seule la lutte sans frappe était acceptée. Celles-ci étaient élargies pour devenir par la suite extra-villageoises.

« Oui, la lutte sans frappe, la lutte traditionnelle ! » insista l'ancien champion de la contrée de Boyard. Comme tout habitant de la Petite-Côte et en bon Sérère, il considérait la lutte comme son activité sportive favorite. La lutte sans frappe lui traversait le sang, Raymond Diouf répondit à « l'appel des arènes ».

Raymond Boyard était le lutteur choyé de son village. Il était, pour d'autres, une idole et une référence pour ses parents villageois. Il n'avait pas le droit de fréquenter les filles, même si son talent les séduisait, car il était tout le temps surveillé de près. Mais aussi ses accompagnateurs lui faisaient savoir que sa carrière n'était pas compatible avec les mauvaises fréquentations.

Les lutteurs sérères étaient bien formés. Ils devaient faire la fierté de leur communauté : « Quand on veut être champion, il faut se prémunir de tout ce qui peut entraver la marche vers la gloire. On ne peut pas attraper deux lièvres à la fois : la lutte ne va pas avec la légèreté. »

Le champion Raymond, du fait de son poids qui n'excédait pas les 68 kg, était retenu dans la catégorie des légers. Les organisateurs de ces combats le sous-estimaient, et ne s'imaginaient pas les exploits dont il était capable et les qualités dont disposait le fils de Hamat Marcel Diouf. En effet, il se révélait être un jeune lutteur talentueux de son terroir.

Armé de courage, de technicité et de détermination, Raymond Boyard assurait la plupart du temps, la victoire pour son village. Ce qui était, pour le passionné de lutte, un sacerdoce. Quand il partait à ses séances de lutte, accompagné de son cousin Robert et ses fans, Raymond était toujours chargé à bloc. Il rapporte avoir terrassé, en une journée, trente lutteurs de sa catégorie, et il fut terrassé deux fois. Il préservera l'honneur, la dignité et le respect de son village. L'obtention d'un trophée qui faisait l'honneur des siens, faisait également sa fierté ; l'argent venait en dernier lieu. Finalement, le champion de Boyard traversa des localités pour rallier Djilor, village de Robert Wally Faye, fan, cousin et compagnon de route de Raymond Diouf. À Yayème, village environnant, le passionné de lutte rencontra des soucis d'arbitrage, durant une séance de lutte contre le champion de Mar Lodj. En se souvenant de cette séance de lutte, le Docteur nous signifia ceci : « Je l'avais terrassé, mais les arbitres n'étaient pas d'accord, surtout le président du comité d'organisation. Pour lui, ce n'est pas possible, donc il y a eu grabuges. Il décida de ne pas me remettre le trophée. Il me proposa de l'argent, mais pas le drapeau ». Le champion de Boyard déclina l'offre. Il martela cette vérité à son interlocuteur : « Ce n'est pas mon problème, l'argent ne m'intéresse point. Je préfère la fierté de mon village aux sous qui rempliraient mes poches ! », Les fans de Raymond Boyard et Robert Wally Faye s'étaient révoltés.

La passion pour la lutte sans frappe chez l'unique fils d'Élisabeth Daba Ndong allait crescendo. C'est pourquoi, même étant étudiant à la Faculté de médecine, Raymond Boyard quittait Dakar pour participer à des compétitions dans les villages sérères. Il contribuait aussi à faire rayonner ce sport traditionnel.

C'est en sixième année de médecine, alors qu'il était sur le point d'assumer la responsabilité de médecin, que ce

Sérère bon teint renonça définitivement à la pratique de la lutte traditionnelle sans frappe pour se présenter au concours internat de Médecine.

L'admission à l'internat des hôpitaux

Le concours de l'internat est sélectif. Il est destiné aux futurs enseignants de la Faculté de médecine. C'était la voie royale pour accéder à l'enseignement et à la recherche. Ce concours comprenait plusieurs matières, dont une épreuve de médecine, de chirurgie, de biologie et d'anatomie. Au terme de ces épreuves, il faut d'abord ne pas avoir une note éliminatoire, ensuite, on choisit 20 étudiants dont 4 étudiants étrangers et 16 étudiants sénégalais. Après l'admissibilité à l'écrit, c'est au tour des épreuves orales. Quand l'étudiant réussit au concours, il devient interne des hôpitaux de Dakar. C'est à ce moment qu'il commence à choisir sa spécialité. Par exemple, si l'étudiant opte pour l'ORL, il doit faire un semestre de chirurgie générale, six mois de pédiatrie avant de séjourner six mois en brousse. Ce séjour en milieu rural est appelé le stage de responsabilité, période pendant laquelle l'interne pratique seul. C'est au terme de cette pratique qu'il devient ancien interne des hôpitaux de Dakar. Il peut présenter sa thèse entre-temps, ou attendre la fin de sa formation.

L'étudiant se présente à l'internat à partir de la cinquième année. Cela n'a rien à voir avec l'enseignement. Un étudiant interne qui n'a pas fini ses modules à la fac est obligé de les valider. C'est pour cette raison qu'il est dangereux de réussir très tôt l'internat. Ceux qui réussissent en cinquième année, par exemple, ne sont pas obligés de venir faire les cours à la fac. Ils sont cependant contraints de venir faire les examens. On les appelle les chevilles ouvrières d'hôpital parce qu'il n'y avait pas le DES

(Diplôme d'Études Spécialisées) ; donc ce sont eux qui assuraient les gardes.

C'est au cours de son internat que Raymond est allé en France à IGR (Institut Gustave Roussy). Il a fait les six premiers mois d'internat en chirurgie pédiatrique ; les six autres qui suivirent, il les a passés à la chirurgie générale, au pavillon des femmes appelé Assali. Plus tard, il fera aussi six mois en cancérologie avant de venir en ORL. C'est tous les six mois que ces formations sont effectuées. Il a fallu qu'il aille à l'Institut Gustave Roussy ; c'est ce qui explique qu'il n'avait pas fait son stage rural. Rentré de France, l'ancien interne des hôpitaux partit à Saint-Louis du Sénégal.

Un stage rural inoubliable

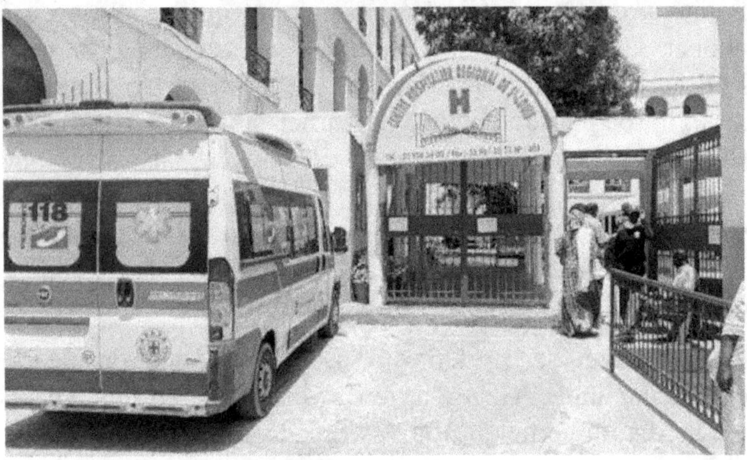

Centre Hospitalier de Saint-Louis construit en 1822 par les colons français

En 1984, le futur médecin a fait un stage à l'Institut Gustave Roussy, un institut de cancérologie qui se trouve en France. Il était interne des hôpitaux de Dakar à l'époque. Suivant le règlement de l'internat, il fallait faire six mois de stage rural et séjourner obligatoirement en dehors de Dakar pendant un semestre. Revenu de la France, Raymond avait décidé de faire son stage. C'est ainsi qu'il a été affecté à l'Hôpital de Saint-Louis du Sénégal ; cette vieille et mythique ville, où le fleuve docile embrasse la mer dans ses vigoureux bras. Construit en 1822 par les colons français, le centre Hospitalier de Saint- Louis est situé sur l'île de Saint Louis, dans le quartier du Sud à la rue Cormier. Cette structure sanitaire a servi de réceptacle aux pionniers de la médecine à St-Louis, notamment mes grands-parents : docteurs Maturin Diao et Malick Ndiaye Lam. Saint-Louis faisait partie des quatre communes sous la colonisation française. Espace de brassage des cultures et de symbiose des peuples, cette adorable ville est devenue, de par son histoire et ses charmes, un patrimoine culturel de l'UNESCO depuis l'an 2000. Entourée d'eaux douces et calmes et habitée par de généreuses âmes, l'île de Saint-Louis est sous l'aile protectrice de Mame Coumba Bang génie protecteur de ces lieux. Cette localité paisible qu'Ousmane Socé Diop présente comme « le centre de l'élégance et du bon goût sénégalais » a charmé plus d'un étranger grâce à son hospitalité légendaire ; d'où la particularité de « pays de la téranga » attribuée au Sénégal. C'est dans cette cité religieuse, où mosquées et églises se côtoient sans que la bonne cohabitation entre chrétiens et musulmans ne soit entamée.

C'est dans cette ville pittoresque que le fils de Boyard a pris ses premières responsabilités consistant à consulter et soigner les patients. Je ne peux m'empêcher, abordant l'étape de Saint-Louis, à laquelle je suis liée.

En écrivant ces lignes sur cette cité où naquit ma mère Adja Fatou Lam, unique fille d'Adja Fatou Ndiaye Ndickou, ma grand-mère maternelle qui habitait 59 rue Blaise Dumont, rebaptisée plus tard 590 rue El hadj Madior Cissé sous le magistère du Maire Ousmane Masseck Ndiaye .Serigne El hadj Madior Cissé fut un grand érudit et chef religieux musulman appartenant à la confrérie Tidiane. Je me dois de rendre hommage à Saint-Louis où repose celle qui m'a mise au monde Adja Fatou Lam, héritière des dignes valeurs et qualités Saint-Louisienne. Elle repose dans le mythique cimetière de Thiaka

Ndiaye. Que le Seigneur répande ses infinies grâces sur ma regrettée maman et tous nos disparus qui reposent sous terre !

Un lien étroit me lie au sanctuaire de Mame Koumba Bang ; lien tissé par mes origines maternelles et qu'entretiennent la naissance et la mort de cette brave dame qu'est Adja Fatou Lam. Je me souviens encore de ce que ma famille me disait de mon grand-père El Hadj Malick Lam, originaire de Dimath, au Nord du Sénégal. Il faisait partie des premiers médecins indigènes noirs de l'Afrique Occidentale Française (AOF) qui avait comme capitale la ville de Saint Louis.

Dans cette municipalité, Raymond était prudent, consciencieux et surtout passionné par son métier. Durant son séjour à Saint Louis en 1985, le SUTSAS (Syndicat Unique des Travailleurs de la Santé et de l'Action Sociale) a été créé. Dans ce syndicat, militaient des médecins.

Il y eut une grève au cours de laquelle il y avait des brulés, une case en paille avait pris feu et ses incandescentes braises firent des injuriés. Ils avaient d'abord été transportés dans une structure de santé à Louga Cette localité, capitale du Ndiambour, est la ville natale de mon regretté père. S'agissait-il d'un simple hasard ? Mon papa, Momar Diao, l'unique fils de Pape Madiaw Diao et Mame Fabineta Diao, l'homonyme de ma sœur ainée, l'affectueuse Adja Ndeye Diao.

Ma famille paternelle est originaire du Walo avec notre arrière-grand-père Samba Khoudia Mané Diao qui s'était installé à Rité Diaw, à 7 km de Louga après l'invasion de Nder par les maures de Trarza.

Louga, ville natale de mon regretté père, capitale du Ndiambour, est une contrée qui ne passe pas inaperçue. Cette région rappelle aussi le Président Abdou Diouf, deuxième chef d'État du Sénégal, qui en est originaire.

Diao Momar a commencé ses études à l'école primaire du quartier Montagne de Louga où habitait sa grande famille, vers les années 1920. Après un cursus sans faute, Momar Diao intégra le corps des administrateurs civils et fut tour à tour, Gouverneur à Tambacounda et dans d'autres régions du Sénégal. Il deviendra plus tard Directeur Général de la Sûreté Nationale en 1972, sous le régime du Président Léopold Sédar Senghor dont le Ministre de l'Intérieur fut Jean Colin, homme politique sénégalais, d'origine française.

Dans cette région de Louga les brûlés ne pouvaient être admis en urgence à cause de ladite grève. On décida alors de les acheminer à l'Hôpital de Saint-Louis. Malheureusement, cette nuit-là, les brûlés n'avaient trouvé aucun médecin de garde. À cette époque Raymond faisait son stage rural comme interne en ORL à l'hôpital de Saint-Louis, qui les accueillit. En 1985 il y avait en poste à l'hôpital de St-louis, Docteur le Roy en Chirurgie Générale et un médecin-chef. Le médecin-chef d'Hôpital était un coopérant français, quand les brûlés étaient arrivés, ils n'avaient trouvé aucun agent de santé sur place. C'est ainsi que le lendemain, le petit nègre, Raymond Diouf, qui n'était même pas de garde en chirurgie générale fut injustement relevé de ses fonctions. Les autorités médicales avaient accusé le pauvre stagiaire d'être responsable de la mort des brûlés, alors qu'il n'était pas informé de cette regrettable situation. Il ne découvrit sa condition de bouc-émissaire que le lendemain à travers la presse sénégalaise. Le Ministre de la Santé de l'époque parlait de « Raymond Sarr » par ignorance dans sa communication au lieu de « Raymond Diouf ». Les articles parus dans les journaux de la place, le tenaient pour responsable de cette tragédie. Informé de cet incident, l'émissaire du Gouverneur débarqua dans la matinée aux blocs où logeaient des médecins, et remit une note au stagiaire Raymond Diouf. Celle-ci lui intimait l'ordre de quitter la ville de la « téranga », Saint-Louis, dans les 48 heures. Sa chère épouse, Élisabeth Daba Sarr, qui était partie à Boyard pour assister au mariage de sa petite sœur Véronique Téning Sarr, avait appris la nouvelle via le petit écran. Le lendemain matin aux balbutiements du jour, elle rentra à Saint Louis. Dès son arrivée, le désormais célèbre stagiaire malgré lui, demanda à son épouse de ne pas défaire ses valises et de faire leurs bagages pour retourner à Dakar avec sa cousine Siré Ngom.

Ce fut un autre épisode douloureux pour le pauvre stagiaire qui le mentionnera dans son livre de chevet. « Je n'oublierai jamais cette étape de ma carrière médicale, où je ne me considérais nullement comme responsable de quoi que ce fût », se rappelle amèrement le Professeur Raymond Diouf.

Arrivé à Dakar, le flegmatique Raymond rencontra un de ses professeurs dont il a préféré taire le nom. Cet enseignant en médecine se moquait de lui et lui prédisait des lendemains sombres. Il lui disait : « Toi là, on va te rayer de la médecine ». Raymond répondit : « Qu'est-ce que j'ai fait ? Je ne peux pas tuer les brûlés, je suis interne, je suis sous la responsabilité de quelqu'un à l'hôpital de Saint-Louis et en plus je n'étais pas de garde ce jour-là. » De fil en aiguille, l'affaire des brûlés de Saint-Louis atterrit à la police judiciaire qui se trouvait dans les locaux de la Cour suprême de Dakar. Quand le stagiaire s'est expliqué devant les limiers, il a été blanchi. Ironie du destin, après l'enquête de la police Raymond rencontra par hasard le ministre « accusateur », dans le bureau du Pr. Lamine Sine Diop qui était le directeur de stage de Raymond. Tous les deux étaient écrivains, Lamine Sine Diop signifia au ministre, après lui avoir présenté Raymond : « Voici Le stagiaire que tu accusais d'être responsable de la mort des patients brûlés à l'hôpital de Saint-Louis. Il est non seulement travailleur, innocent mais aussi compétent ».

Après les présentations, le jeune Sérère salua le ministre en passant par son prénom, omettant subtilement de décliner le titre du ministre et lui martela :

> « Vous êtes Al Puular et moi, je suis Sérère. Au nom des liens séculaires qui unissent nos deux ethnies, si c'est vraiment moi le responsable de la mort des brûlés de l'hôpital de Saint-Louis, que Dieu fasse que je ne devienne jamais, jamais médecin ».

Le professeur se blanchit en soutenant que cet incident était dû à la grève du SUTSAS (Syndicat Unique des Travailleurs de la Santé) et qu'il était à ce moment un simple stagiaire au service ORL de l'hôpital. Se souvenant de ce malheur qui eut lieu à Saint-Louis, Raymond me confia : « Mon professeur Adrien Diop avait bien compris cet imbroglio ; il m'avait recommandé d'aller terminer mon stage rural à Diourbel». Diourbel, ville religieuse, lieu de naissance du Mouridisme dont la figure emblématique est Khadimou Rasoul (rta).

Quand l'indésirable stagiaire en ORL foula le sol du Baol, il comprit que la psychose et la peur habitaient le Directeur de l'hôpital de Diourbel, Heinrich Lübke. Ce dernier était certes à la retraite mais bénéficiait d'une prolongation. Raymond fut convoqué par le chef de l'établissement sanitaire qui le supplia de ne pas toucher ses malades. Le boss avait peur d'être sanctionné : « Il me disait que les malades ne m'appartenaient pas ».

Frileux, le directeur de l'hôpital ne voulait pas que Raymond touchât un malade de sa structure sanitaire. Mais le stagiaire en ORL lui avait fait comprendre qu'il était juste venu pour terminer son stage rural et ne souhaiter pas s'étendre sur ses péripéties ou perdre du temps. Le fils de Boyard pu consulter et soigner les patients du Baol mais ne les opérait pas.

Le directeur, très intéressé par la conservation de son poste, n'avait pas permis à l'interne des hôpitaux de Dakar d'opérer. A cette période, Raymond Diouf ne ressentait plus aucune motivation pour opérer. Le jour où le directeur avait hospitalisé des patients sans le diagnostic ni le consentement de l'interne des hôpitaux, celui-ci avait pris son entière responsabilité doublée de fermeté en refusant catégoriquement d'opérer les malades de l'hôpital Heinrich Lübke de Diourbel. Conscient de sa situation d'incompris, il s'était armé de courage, de détermination et d'engagement, le neveu de Georges Ndigue Ndong avait bel et bien épuisé les mois qui lui restaient pour terminer son stage rural à Diourbel. Cette fois-ci, le grand frère d'Émilie Diouf rangea soigneusement ses bagages et retourna paisiblement à Dakar pour soutenir sa Thèse.

Une thèse sur les traumatismes du cou

Son sujet portait sur les traumatismes du cou, c'est-à-dire les traumatismes qui concernent la région comprise entre la base du crâne en haut et la partie supérieure du thorax en bas. La partie antérieure est appelée gorge ; la partie postérieure est nommée nuque. Cette partie du cou relève de l'orthopédie traumatologie ou de la neurochirurgie. Quand il y a une fracture du rachis cervical, par exemple, cela ne relève pas de l'ORL. En cas de traumatisme du cou par accident, la première des choses à faire, c'est de vérifier l'intégrité du rachis cervical. Il y a une manière de faire bouger l'accidenté et faire de telle sorte que sa colonne cervicale soit rectiligne. Cela permet d'éviter une paralysie au traumatisé. Il y a des procédures à respecter dans sa prise en charge. Tout cela fait partie des aspects de la thèse que les gens doivent connaitre. On ne doit pas, au cours d'un accident, ramasser la personne sans respecter ces premiers gestes. Le Professeur rappelle que dans le cadre du traumatisme du cou, il faut distinguer deux grands chapitres : les traumatismes fermés et les traumatismes ouverts ou plaies du cou. Il faut faire la distinction entre ces deux types de traumatismes. Les plaies, quand on les voit, on a l'impression qu'elles sont plus graves, parce que c'est effrayant : par exemple quand on regarde quelqu'un qui a la gorge complètement ouverte d'où s'échappe de l'air, on pense que c'est très grave ; il est vrai que c'est grave mais, peut-être moins grave que dans le cas de celui qui a eu un traumatisme fermé par écrasement de la gorge. À titre d'exemple, on peut citer quelqu'un qui se suicide par pendaison, dans ce cas précis, il y n'aura pas d'ouverture mais il sera mort à cause d'une strangulation ; tout cela fait partie des traumatismes. C'est dire que les étiologies, c'est-à-dire les causes sont nombreuses. Actuellement, en pratique civile, si ce n'est pas une pratique de guerre, ce sont les accidents de la circulation, puis les accidents domestiques, les rixes ou bagarres qui constituent les circonstances de survenue. Maintenant, les agents vulnérants des accidents (voiture) de la circulation sont nombreux et variés (volant, bris de verres, etc.). Le port de la ceinture de sécurité est une mesure préventive très importante. Si on ne porte pas la ceinture, qui n'est pas faite pour embellir la voiture, il peut se produire un traumatisme du cou en cas d'arrêt brutal ou de collision de voitures. Dans ce cas, la première des choses qui se produit, c'est que le corps est propulsé en avant puis en arrière, comme un ballon de pingpong En cas de fracture ou de luxation, la victime peut être aussitôt paralysée. C'est pour cela que la ceinture ainsi que le repose-tête et les airbags sont indispensables, pas seulement pour le chauffeur, mais pour tous les passagers à bord.

La deuxième circonstance d'accidents, ce sont les accidents domestiques dans les maisons. Il faut surtout surveiller les enfants avec les objets pointus (crayons, stylos, etc.). Ces objets presqu'innocents et auxquels les parents ne font pas beaucoup attention. Il y a un accident que Raymond aime bien souligner, c'est la chute d'un enfant sur un objet pointu, bouche ouverte.

Ces objets pointus peuvent atteindre la carotide interne à travers la région amygdalienne. Cela peut causer une hémorragie qui peut paraître minime mais en réalité suffisamment massive pour entrainer la mort. Donc, il ne faut pas laisser les enfants jouer avec des objets en particulier des objets pointus. Pour les traumatismes ouverts, les circonstances les plus fréquentes sont la rixe, l'agression et la tentative de suicide. L'agent vulnérant le plus utilisé est l'arme blanche. Mais il est très difficile de se trancher la gorge avec une arme blanche. En effet, avec ce type d'agent vulnérant, la lame a tendance à glisser sur les cartilages et à trancher les membranes. La section des membranes va déterminer l'ouverture de la voie respiratoire qui laisse s'échapper de l'air. Au lieu que l'air sorte par le nez, il sort par cet orifice. Mais, c'est cet air qui sauve la victime. C'est l'équivalent d'une trachéotomie accidentelle. Cependant, la prise en charge n'est pas toujours très simple parce qu'elle doit se faire immédiatement sur les lieux de l'accident et ou au cours du transport à l'hôpital. Le Professeur souligne comment on doit aider une victime d'un accident. Aussi, indique-t-il : « Quand vous assistez à un accident de la circulation, il y a des règles à respecter. C'est pourquoi, il est important d'appeler les secours, les sapeurs-pompiers, pour ne pas aggraver la situation. On ne ramasse pas un traumatisé n'importe comment. Si on n'a pas pu respecter les premiers gestes, c'est-à-dire d'abord vérifier l'intégrité du rachis cervical. En cas de doute, il faut l'immobiliser. S'il y a une lésion du rachis, il peut se produire une paraplégie (déficit moteur des quatre membres). En cas de saignement, il faut éviter le clampage par pinces et privilégier la compression.

Une fois à l'hôpital, le traumatisé est d'abord adressé aux urgences chirurgicales où l'urgentiste déterminera les priorités qu'on appelle un checking. Au terme de ces consultations, les malades seront triés selon la spécialité, l'indication chirurgicale. Les malades qui relèveront d'une surveillance de 24 à 48 h seront soit admis à d'autres examens complémentaires soit autorisés à sortir de l'hôpital avec des conseils aux accompagnants »

Premier médecin originaire de Boyard

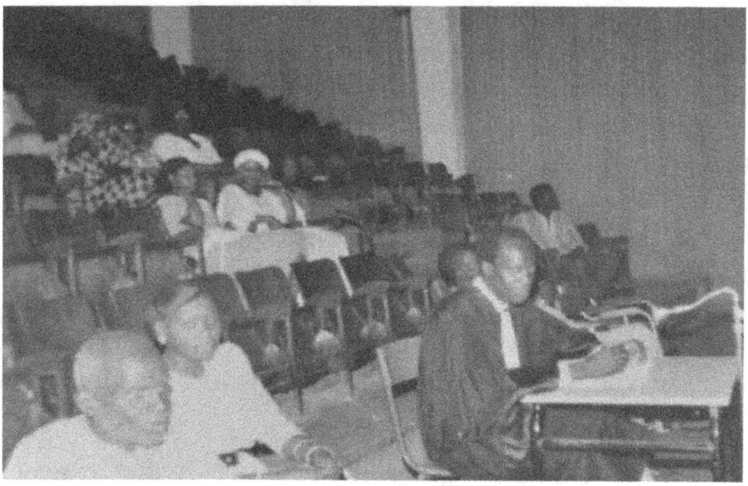

Premier Plan (de gauche vers la droite) : Oncle Georges Ndigue Ndong, Mme Diouf, Dr Raymond

La soutenance de la thèse de doctorat en médecine fut, pour Raymond, un moment important, inoubliable de sa carrière universitaire. D'autant plus qu'à son époque, avant la thèse, on ne disposait d'aucun diplôme. Conscient du fait que les gens concevaient celui qui n'a pas soutenu sa thèse comme un individu qui n'a que le Baccalauréat, Raymond avait fait de sa thèse sa principale préoccupation.

La thèse confère le premier diplôme en médecine, donc tant que l'étudiant ne soutient pas devant ses pairs et n'est pas adoubé il n'est pas médecin.

« Entrer en faculté de médecine et ne pas soutenir c'est comme aller à la chasse et rentrer bredouille ». Renseigne Raymond Baye Souma Diouf. Il qualifie le jour de sa soutenance d'aboutissement de plusieurs années d'études et d'efforts.

Son épouse, Élisabeth Daba Sarr sait bien ce que signifie préparer une thèse. Pendant trois ans, elle a vécu avec son mari à l'internat, à l'hôpital Aristide Le Dantec.

« Nous nous sommes mariés en 1983. J'ai soutenu ma thèse en 1985, malgré les interminables et insoutenables gardes ainsi que mes fougues de jeunesse, mon épouse m'a toujours soutenu. Il m'a fallu beaucoup de volonté, de méthode et d'organisation, pour que ma thèse fût soutenue avec brio », se rappelle le Professeur Diouf. Il nous apprend que ce fut un grand jour pour elle aussi, car ce diplôme revêtait une importance capitale pour sa conjointe. On recevait les parents, amis, les internes, le corps médical et surtout la délégation de Boyard, dirigée par l'oncle Georges Ndigue Ndong. C'était un jour ancré dans la mémoire du sérère de Boyard.

Une thèse qui recèle en elle-même des remerciements qui proviennent du fond du cœur. Le Pr Diouf ajoute à ce propos : « Mon épouse, j'ai eu à lui faire beaucoup d'éloges lors de la soutenance. Je n'ai pas du tout été facile à gérer. J'ai rendu un vibrant hommage à Élisabeth Daba Sarr, car elle est d'abord ma cousine, ensuite mon épouse et enfin elle est l'homonyme de ma regrettée mère. De plus, elle a su me comprendre et m'accepter avec mes défauts, mes caprices… ».

Lors de la cérémonie faisant suite à la soutenance, ses parents villageois disaient que l'ancien champion de Boyard était devenu prêtre, quand ils le voyaient arborer la toge, symbole de la consécration après tant d'années de sacrifices et de durs labeurs. À travers ce jugement, se dessine clairement la perception de ses parents à cette époque. Ils avaient une certaine compréhension de la thèse qui était extrêmement importante. Le jury, heureusement, ne cherchait pas à coller l'étudiant, car ses membres étaient les Professeurs de la Faculté qui ont cheminé pendant des années avec les étudiants en médecine.

Raymond décrit les moments de sa soutenance : « Le souvenir de ces éminents professeurs qui posent des questions pertinentes reste gravé dans ma mémoire. Mon directeur de thèse était Malick Diop. Les autres membres du jury étaient Lamine Sine Diop, Moussa Lamine Sow qui était à l'anatomie. Il y avait Adrien Diop, mais ce jour-là, il était absent. En général, un jury est constitué de quatre membres ; avec moins de trois membres, la soutenance ne peut pas se tenir. On disait en conclusion que ce sont des résumés, mais réellement les membres du jury posaient des questions alambiqués ; ce n'était pas du tout facile d'y répondre ».

La fin de la soutenance est un moment émouvant empreint de solennité, selon Raymond qui laisse entendre : « C'est quand on te demande de jurer que l'émotion vous étreint. » Il était difficile pour lui de ne pas pleurer quand il a commencé à prononcer le serment d'Hippocrate et non celui d'hypocrite qui vise à faire du futur médecin un homme désintéressé et fidèle aux principes humanitaires. Il donne une claire conscience au sauveur de vies et lui fait prendre connaissance de la lourde responsabilité qui repose sur ses épaules. En toute solennité, devant l'Omnipotent, ses parents et ses professeurs gagnés par l'émotion, l'ancien champion de lutte de Boyard prononça le serment d'Hippocrate : « En présence des maîtres de cette école, de mes chers condisciples, je promets et je jure d'être fidèle aux lois de l'honneur et de la probité dans l'exercice de la médecine.

Je donnerai mes soins gratuits à l'indigent et je n'exigerai jamais un salaire au-dessus de mon travail.

Admis à l'intérieur des maisons, mes yeux ne verront pas ce qui s'y passe ; ma langue taira les secrets qui me seront confiés et mon état ne servira pas à corrompre les mœurs ni à favoriser le crime.

Respectueux et reconnaissant envers mes maîtres, je rendrai à leurs enfants, l'instruction que j'ai reçue de leurs pères.

Que les Hommes m'accordent leur estime si je suis fidèle à mes promesses !

Que je sois couvert d'opprobre et méprisé par mes confrères si j'y manque ! »

Dominé par ses émotions, Raymond Diouf, avait pleuré intérieurement.

Selon le nouveau Docteur en médecine, c'était très émouvant quand le jury lui décerna la mention Très honorable, avec les félicitations du jury. Ce jour-là, l'infatigable oncle Georges Ndigue Ndong ne cessa de sourire, ce qui n'était pas dans ses habitudes. Il chuchota des paroles à ses parents dans la langue sérère : « Je suis très fier d'assister à cette cérémonie, qui est une première dans mon existence et en plus je vois que mon têtu neveu est le premier Médecin de Boyard et des villages environnants. C'est un grand honneur pour les habitants de Boyard ».

Beidi Diop, Haal pulaar très attaché à la famille Ndong, ayant vu une photo prise lors de la soutenance de thèse de Raymond Diouf, étonné par la toge portée par le nouveau docteur, il disait aux habitants de Boyard que ce dernier était devenu prêtre.

L'opinion que se faisaient les villageois de Boyard des médecins est bien différente de l'image qu'ils ont d'eux aujourd'hui. Un de ses parents le sous-estimait, lui disant qu'il ne le considérait pas comme un médecin, car dans l'imaginaire collectif du milieu sérère, un médecin devait être vieux, chauve avec des loupes. Or, le jeune Docteur Raymond ne répondait pas aux critères de ses chers parents. Il fallait correspondre à ce stéréotype pour inspirer confiance aux vieux sérères. Voilà pourquoi, les villageois ne conféraient pas le titre de médecin aux jeunes sortis de la faculté de médecine. Ils les considéraient plutôt comme des « assassins ». « Donner le titre de docteur aux jeunes, c'est leur accorder vraiment le droit de tuer ! », pensaient-ils

À cette considération que l'administration coloniale n'avait recours qu'à de vieux médecins, Raymond répliquait : « Non, non, nous n'avons pas le droit de tuer ; notre mission est plutôt de sauver des vies. » Son oncle Sidy Ndong qualifiait les docteurs « de malandrins » à qui on a remis des diplômes, son beau-père, René Maliam Sarr affirmait: que « les médecins ont un organisme qui est différent du nôtre »

Poursuivant ses propos, René ajoute : « La première fois que je me suis rendu à l'hôpital, je fus interloqué de voir comment fonctionne la médecine moderne ». Son beau-père lui avait confié qu'une fois, il était parti rendre visite à un parent malade. À son retour, il tomba malade à cause de l'odeur qu'il y avait inhalée. Dès lors, René Maliam Sarr s'était posé la question de savoir comment les acteurs de la santé pouvaient rester des heures à l'hôpital à respirer cette odeur particulière propre aux hôpitaux. Depuis lors, il avait supplié sa famille et son beau-fils, Dr Raymond de ne jamais l'emmener à l'hôpital s'il tombait malade.

Quelques titres et travaux scientifiques du Professeur titulaire Raymond Diouf

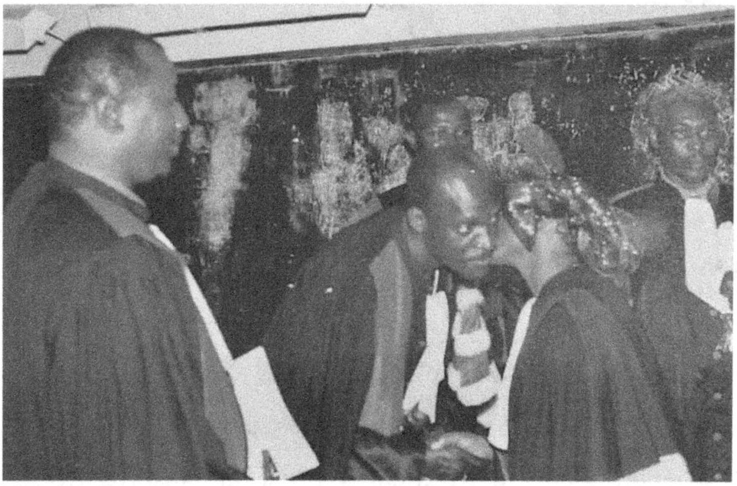

Diplômes et titres universitaires

Baccalauréat-Série D : 1974 avec Mention Bien

Doctorat d'État en Médecine, Juin 1985, Dakar-Sénégal

Assistant à la Faculté de Médecine de Dakar de 1986 à 1993

Diplôme d'Université de Carcinologie cervico-faciale à l'Université de Carcinologie PARIS XI-France

CES d'ORL en 1992

Maître Assistant -1993

Maître de Conférences Agrégé (MCA)-1994 - Ouagadougou (Burkina Faso)

Professeur Titulaire

Fonctions universitaires

Chef clinique d'ORL, Assistant des hôpitaux de Dakar 1986-1993

Médecin résident au Collège de médecine des hôpitaux de Paris-Hôpital LAENNEC (Professeur H. LACCOUREYE) - Octobre-Septembre 1987

Maître Assistant-Juillet 1993 (CAMES)

Titre et fonctions hospitalières

Titres hospitaliers

Ancien Interne des Hôpitaux de Dakar-1984

Ancien Médecin Résident à l'Institut Gustave Roussy Villejuif-France en 1984 (Université de Paris XI)

Ancien Médecin Résident du Collège de Médecine des hôpitaux de Paris 1987

Fonctions hospitalières

Interne des Hôpitaux de Dakar, de Janvier 1981 à Octobre 1985

Stages effectués pendant l'Internat

Janvier 1981-Juin 1981 : Chirurgie générale-Professeur Adrien Diop (Chirurgie Infantile)

Juillet 1981-Décembre 1981 : Institut du Cancer-Professeur P. TOURE

Janvier 1982-Juin 1982 : Chirurgie Générale-Professeur Adrien Diop (Chirurgie Viscérale)

Juillet 1982-Mars 1984 : ORL. Professeur L.S. DIOP

Avril 1984-Septembre 1984 : Institut Gustave Roussy (IGR)-Département d'ORL et de Chirurgie Cervico-Faciale Docteur J.M RICHARD (Paris-France)

Octobre 1984-Octobre 1985 : ORL-Professeur L.S. DIOP

Chef Clinique d'ORL, Assistant des hôpitaux de Dakar 1986-1993

Chef de Clinique-Maître Assistant-Juillet 1993

Fonctions d'enseignement

Enseignements Pratiques

Enseignement Clinique aux étudiants de DCEM4

Enseignement Clinique et Pratique opératoire aux étudiants du CES d'ORL

Mission de Soins et d'enseignement à l'intérieur du Sénégal

Enseignements Théoriques

- **Faculté de Médecine**

Participation au mode d'ORL de 1987 à 2002 (Responsable)

- **Centre hospitalier**

Cours théoriques aux étudiants stagiaires de DCEM4

Cours théoriques aux étudiants du CES d'ORL

- **Hors de Dakar**

Formation médicale continue aux médecins et infirmiers des régions

Sociétés savantes

Membre de la Société Médicale d'Afrique Noire de Langue Française.

Membre fondateur de la Société Sénégalaise d'ORL et de Chirurgie cervico faciale (secrétaire général).

Membre de la Fédération Panafricaine des Sociétés d'ORL (PAFOS).

Membre de la Société Internationale d'ORL des Pays Francophones d'Afrique (SIFORL)

Membre du Collège Ouest Africain des Chirurgiens (WACS).

Membre de la Société d'ORL et de Chirurgie Cervico-faciale des pays francophones d'Afrique (SORLAF).

Membre de la Fédération Internationale des Sociétés d'ORL (IFOS)

Deuxième partie

Quelques pathologies liées à ORL et épisodes d'une carrière médicale

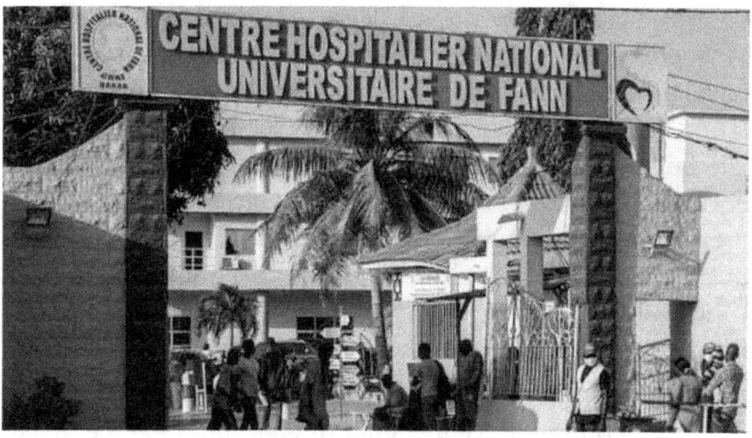

Hôpital de Dakar qui date de 1955, pionnier dans le domaine de la psychiatrie en Afrique Subsaharienne.

Titulaire d'un diplôme de Doctorat en médecine, Raymond Diouf est un professionnel de la santé depuis juin 1985. Il avait pris la lourde responsabilité de soigner, dans sa spécialité en ORL, les maladies et blessures de l'être humain.

Le Professeur en médecine se rappela qu'il est arrivé en ORL par hasard, à son quatrième semestre de l'internat à l'hôpital le Dantec. Mais comment est-il parvenu à entrer en ORL ? Lors d'une intervention chirurgicale au bloc, comme il manquait des fils de suture, des fils que l'on utilise pour coudre la peau, Raymond a été envoyé au service ORL pour en demander auprès de monsieur Moussa Sow. Monsieur Sow connaissait Dr Malick Diop, assistant en ORL à cette époque. Le soignant Raymond ne connaissait même pas où se trouvait le service ORL parce qu'à l'époque, ni l'ORL, ni l'ophtalmologie, ni la dermatologie n'étaient obligatoires dans les études pré doctorales. Donc, il ne connaissait pas le chemin qui menait au service ORL.

Arrivé sur les lieux, l'ancien champion de Boyard trouva le major Diédhiou, alors que les chirurgiens étaient en salle pour opérer. Très étonné, il demandait au Major Diédhiou ce que les médecins opéraient, le Major lui précisait qu'ils faisaient une laryngectomie. Raymond toujours resté sur sa faim, revenait à la charge : « C'est quoi cela ? » M. Diédhiou lui indiquait que tout se passait au niveau de la gorge. Cette intervention chirurgicale fait partie des premières en laryngectomie réalisées au Sénégal. Notons que c'est le professeur Malick Diop qui est le précurseur de l'intervention en laryngectomie à l'hôpital Aristide Le Dantec, après son stage de deux ans en France où il a appris à faire l'intervention chirurgicale sur le cancer du larynx.

Donc, comme le Major ignorait cette pratique médicale, il ne pouvait pas expliquer au futur docteur ce à quoi renvoyait l'intervention chirurgicale. Du coup, elle suscita la curiosité de Raymond Diouf qui décida à son prochain semestre, de découvrir une laryngectomie. Il voulait juste faire un semestre en ORL.

Finalement, Raymond qui voulait embrasser la chirurgie générale, a été passionnée par le larynx.

Dans son domaine si délicat, le Professeur en médecine et ses collègues se sont engagés à lutter contre l'obscurantisme qui gangrène tous les jours certaines communautés et compromet les chances de réussite de la noble mission de médecin.

Quelques pathologies liées en ORL

Obscurantisme : selon le médecin traitant en ORL

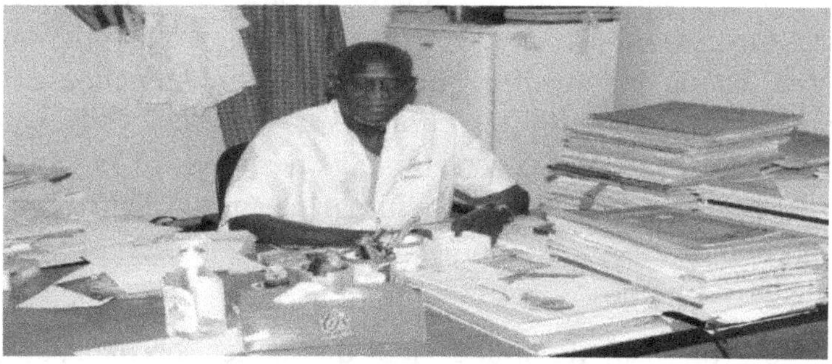

Professeur Raymond Diouf (septembre 2021 par Vieux Ndiaye)

Le Sénégal, pays en voie de développement, est caractérisé sur le plan sanitaire, par la sous médicalisation et l'analphabétisme. En effet, la sous médicalisation affecte d'abord le personnel soignant nettement insuffisant, ensuite elle est liée au fait que certains n'embrassent pas le métier par passion ni par vocation. Enfin elle s'explique de même par le plateau technique souvent obsolète. Le mal du secteur, c'est que les hôpitaux sont inégalement répartis à travers le pays. Selon l'acteur médical, l'analphabétisme est le deuxième trait marquant du mal de la santé, et va de pair avec un certain degré d'obscurantisme. La maladie est généralement considérée comme un phénomène surnaturel. Parfois, la première consultation de certains malades se fait habituellement chez le guérisseur encore appelé thérapeute. Parmi eux, existent de véritables « charlatans » qui misent sur la naïveté des pauvres patients ayant une perception tout à fait erronée de la maladie. C'est dans un tel contexte que les spécialistes en ORL exercent, cette spécialité.

Le Professeur Raymond l'a commencée en juillet 1982, sous la direction de ses maitres émérites, les professeurs Lamine Sine Diop et El Hadj Malick Diop. Ces derniers ont guidé ses premiers pas, l'ont conduit, avec succès, au concours d'agrégation avec une orientation cancérologique. Ses travaux, il est vrai, reflètent cette orientation. Mais force est de reconnaitre que la pathologie infectieuse et traumatique ne peut être passée sous silence. Cela vaut aussi pour le cas des corps étrangers des voies respiratoires inférieures, des abcès rétro pharyngés, des ostéites de la mandibule… Tel est le lot quotidien de tout ORL exerçant sous les tropiques.

Le Professeur Raymond vient de donner son avis sur le système sanitaire sénégalais. Essayons maintenant de voir comment son disciple appréhende la santé au Sénégal.

Docteur Sylla confirme les problèmes liés à l'obscurantisme

L'impact du milieu sur la santé n'a pas été occulté par le Docteur Ibrahima Alla Sory Sylla. Il est convaincu que le milieu agit sur la conscience. Découvrons dans ce passage ce qu'il pense de la manière dont la santé est vue par les populations souvent trop attachées aux aspects surnaturels et à des croyances traditionnelles parfois rétrogrades :

> « Nous sommes en Afrique et les gens ont des croyances liées à leur coutume ou à leur tradition. Cela peut avoir des répercussions sur leur mentalité, sur leur parcours de soin. Parfois, le premier réflexe du malade, c'est d'aller voir le tradipraticien qui est dans le quartier ou qui a été recommandé par une connaissance. Ce qui se répercute sur le traitement. Du coup, il y a souvent un retard sur le traitement. C'est ce que l'on appelle le retard de consultation. Parfois, le patient vient à un stade critique de sa maladie et en tant que chirurgien, on a les mains liées. Il n'y a plus grand-chose à faire. Alors que, si toutefois le patient était consulté à un stade plus précoce, le médecin aurait pu intervenir afin de faire un traitement médical ou bien chirurgical, si besoin en était. Il y a souvent cette barrière qui se pose. Le Docteur a tendance à dire que, parfois, nous sommes victimes de nos croyances. Évidemment, elles ne sont pas toutes mauvaises, mais, il arrive que les acteurs de santé assistent à des situations critiques. Par exemple, le médecin peut recevoir un patient qui a un abcès qu'il faut inciser et drainer, mais puisque son tradipraticien lui a demandé que personne ne

le touche, le patient est obligé de respecter les recommandations de son tradipraticien ».

Le Docteur Sylla de poursuivre : « Il arrive que le malade vienne dans une situation où il faut intervenir en urgence, mais, il hésite. Il y a aussi des malades qui trainent des masses cervicales ou autres pathologies durant de nombreuses années. Ce sont des situations particulières qui font qu'ils acceptent qu'on les prenne en charge » révèle le chirurgien.

Dans la spécialité ORL, c'est un peu délicat et les conséquences peuvent être fâcheuses. Il y a beaucoup de pathologies que les médecins rencontrent. Souvent, quand les gens ont mal à la gorge, beaucoup prédisent qu'il n'y a pas de danger, alors que tous les maux de gorge ne sont pas rassurants. Parfois, il y a des cancers qui démarrent en douce, et si on ne s'adresse pas à la personne habilitée pour se faire diagnostiquer, le traitement peut s'avérer très difficile.

Une spécialité, hier, peu connue

L'Otorhinolaryngologie est une partie de la médecine qui s'occupe des maladies de l'oreille, du nez et de la gorge.

Analysant sa spécialité, notamment l'ORL, le Professeur Raymond Diouf constate qu'il y a beaucoup de défis à relever. L'un des défis les plus importants, à ses yeux, est celui de la formation des ressources humaines. Même s'il n'y a pas suffisamment de spécialistes, le Professeur Raymond dit être fier de la relève. Il a entamé à cette spécialité en tant qu'interne des hôpitaux de Dakar, en 1981. Il avait comme patron El Hadji Malick Diop, Lamine Sine Diop, chef de service, un coopérant du nom de Claude Chevalier, un Burundais de sa promotion Adelin

Itimana, et Gilbert Tendeng. Ces derniers étaient les seuls spécialistes dans ce domaine. Après un Certificat d'études spéciales (CES) a été créé pour former plus ORL. Dans les années 1980, on pouvait ainsi compter les spécialistes en ORL avec les doigts de la main. Avec les programmes, l'objectif était d'avoir des médecins en ORL dans toutes les régions du Sénégal. Malheureusement, il souligne qu'à l'époque, cette spécialité n'était pas connue dans le pays. Même les médecins pensaient, révèle-t-il, que l'ORL c'était la gorge, le nez, le lavage des oreilles, le traitement des rhumes etc. Elle était même une matière facultative comme l'ophtalmologie et la dermatologie. Selon le professeur Diouf, cela n'est rien du tout comparé à ce qui se fait dans cette spécialité comme les opérations, etc. « Il n'y a pas un enfant qui traverse le bas-âge sans avoir de problèmes d'ORL, parce qu'explique-t-il, les agents pathogènes ou les germes commencent par la sphère ORL.

C'est grâce à ce processus que l'enfant commence à développer des anticorps. Ainsi, les spécialistes se sont rendu compte de l'importance de ce service.

En 2021, le Sénégal comptait une soixantaine d'ORL ; même si le pays forme plus d'étrangers que de nationaux dans cette spécialité. Le Sénégal et la Côte d'Ivoire sont les deux pays ayant le plus de spécialistes en ORL dans la sous-région.

Le Professeur Raymond Diouf estime que le manque de spécialistes dans ce domaine est dû à l'absence de soutien financier venant des États. Ce soutien encouragerait les étudiants africains vers cette spécialité.

Les corps étrangers

Le spécialiste en ORL revient sur le corps étranger, qui est une pathologie accidentelle essentiellement pédiatrique, grave, fréquente et universelle. En fait, Docteur Raymond nous renseigne que cette pathologie pédiatrique ORL, dans leur pratique est dominée par des urgences respiratoires.

Qu'il s'agisse de corps étrangers des voies respiratoires inférieures ou de corps étrangers œsophagiens, ces urgences nécessitent un examen endoscopique. Elles peuvent de même faire appel exceptionnellement à la trachéotomie. Les enfants qui inhalent les corps étrangers organiques, alimentaires notamment, sont les plus nombreux (arachides, arête de poissons). Le Professeur ajoute que les garçons, du fait de leur turbulence, sont plus atteints que les filles et ceci dès l'âge de la préhension

Pour les petits patients qui inhalent les corps étrangers, le spécialiste en ORL se réjouit d'en avoir sauvé plusieurs durant sa carrière médicale. Cependant, il regrette que d'autres petits ne soient pas surveillés par leurs parents et s'exposent de fait à cette pathologie accidentelle qui pourrait être dramatique. Parfois, on voit des enfants qui inhalent des corps étrangers méconnus pendant longtemps et leur mal est pris par les parents pour un asthme. Cela est arrivé à un garçon traité pour asthme sans succès. Mais quand le professeur titulaire avait réalisé une endoscopie, cette dernière avait confirmé le diagnostic et il avait pu extraire le corps étranger avec succès. Son petit patient avait alors retrouvé sa bonne santé et repris goût à la vie.

Le stress, une maladie universelle aux conséquences désastreuses

Le stress est une maladie universelle. Selon certains scientifiques, le stress et le bruit constituent les fléaux du XXe siècle.

Dans la maladie de Basedow, le déclenchement qu'on appelle l'épine sociale est en général le stress. C'est pourquoi elle est plus fréquente chez les femmes. Ces dernières sont plus fragiles et plus concernées que les hommes. D'après le Pr Raymond Diouf, les épouses d'émigrés payent un lourd tribut. « Vous savez, quand une femme a son époux loin d'elle pendant des années, si ce dernier envoie de l'argent, cet argent passe souvent par la belle-famille. À cela s'ajoutent les situations familiales que le médecin traitant ignore. Tout cela constitue des obstacles majeurs si l'on sait que la majeure partie de ces femmes connaissent d'interminables soucis. Ne pouvant plus supporter ces conditions de vie difficiles, le dérèglement de la glande thyroïde liée à un surplus d'hormones thyroïdiennes s'installe. Cela peut ainsi développer une maladie de Basedow, explique le professeur Raymond.

Le stress est aussi impliqué dans la pathologie ulcéreuse et dans bien d'autres maladies. En ORL, il y a beaucoup de pathologies qui ressemblent à une pharyngite. « Dans notre service, nous recevons de nombreux patients qui se plaignent et disent ressentir une boule dans la gorge qui monte et qui redescend. Quand le praticien informe qu'il s'agit d'un stress, certains ne prennent pas au sérieux un tel mal », regrette le professeur avant de nous apporter quelques précisions de taille. « Devant ces symptômes, on ne peut pas occulter le stress. Dans beaucoup de cas, c'est le stress qui cause le problème. Et quand le Docteur en ORL demande à ce patient d'aller se faire consulter par un psychologue, il croit que son médecin le considère comme un malade mental. Il faut que les gens sortent cela de leur tête », insiste le Professeur Raymond Diouf. Ce dernier affirme que le psychiatre est un médecin, qui a fait des études comme tous les autres médecins et qui s'est spécialisé.

Le psychiatre français Henri Collomb qui servait à l'hôpital Fann, était d'avis qu'il ne fallait pas prononcer le mot « fou ». Ce spécialiste de la santé mentale n'acceptait pas ce terme. Pour lui, ce sont simplement des malades mentaux. Nous avons tous besoin des psychiatres et des psychologues, surtout, ceux qui travaillent dans la fonction publique. Les travailleurs sont toujours stressés qu'ils ne peuvent l'exprimer pour dire que, tout le monde est stressé. Et il faut savoir s'adresser aux psychologues ou aux psychiatres pour s'en sortir, sinon les gens vont se réfugier dans l'alcool, la drogue, etc. Cela ne résout pas le problème.

Le stress est une vraie maladie, il faut s'en occuper à temps. Il peut même se manifester comme une affection de la tuberculose, ou sur les cheveux. C'est arrivé à des patients qui perdaient les cheveux à cause du stress.

Quand les cheveux tombent ; c'est l'alopécie, on doit s'orienter vers les dermatologues.

Le stress peut déterminer de vraies maladies, des maladies organiques, souligne le professeur. Il ajoute que l'ulcère gastroduodénal est impliqué dans les maladies organiques.

Le stress chronique peut conduire chez un patient des changements brusques d'humeur. A propos des malades mentaux, le docteur chrétien catholique se souvient de l'appel du Pape Jean II qui mérite d'être entendu par tous. A l'occasion d'une conférence internationale organisée, en avril 1997 par le Conseil pontifical pour les professions paramédicales, le Pape Jean Paul II avait lancé un vibrant appel.

Dans son appel en faveur des déficients mentaux, le souverain Pontife avait invité les hommes politiques à voir en cette catégorie de personnes l'image du Tout Puissant et de les traiter avec humanisme.

« Les malades mentaux doivent être considérés comme « une image de Dieu » et traité comme les autres hommes » avait vivement préconisé Pape Jean Paul II.

Un mal qui brûle la gorge

Le reflux gastrique est une maladie extrêmement courante. Le nom de reflux gastro- œsophagien (RGO) est souvent méconnu du grand public. Cette sensation ressentie au niveau du ventre, appelée reflux gastrique parfois chronique est un mal qui « peut bruler la gorge ». Il s'agit de l'inflammation de l'œsophage et du pharynx déterminée par le suc gastrique qui contient de l'acide. Cette sensation après avoir mangé est caractéristique de reflux gastro-œsophagien. Les remontées acides peuvent aller jusqu'au larynx, la trachée, les bronches (voies respiratoires), et cette situation provoque des inflammations du larynx qui débouche sur une dysphonie.

Selon le Pr Diouf, la plupart des patients qui souffrent du reflux gastrique, sentent des brulures au niveau de la gorge. Quand on leur prescrit des médicaments pour soigner des maux d'estomac, ils prennent les spécialistes pour des « incapables ». Certains patients ne semblent pas être convaincus par ce traitement : ils disent que quand on parle du mal de gorge au médecin en ORL, lui, il veut soigner l'estomac. Ce qui fait que les malades ne prennent pas ce traitement au sérieux. Alors que cette maladie se caractérise par des remontées brulantes et acides d'estomac vers la gorge.

Le Professeur Raymond révèle :

> « Certains de nos patients ne savent pas que l'estomac contient des sucs gastriques, sortes d'acides chargés de décomposer les aliments ingurgités. L'agressivité des sécrétions acides sur les muqueuses œsophagiennes et pharyngiennes est susceptible d'entrainer un certain nombre de complications. Donc, ces complications sont à surveiller de très près car elles peuvent, dans certains cas, évoluer vers un cancer. »

Distinguer infection et inflammation sinusienne

Le formateur en médecine a expliqué que chez l'adulte, les sinusites aiguës sont très fréquentes. Elles sont bactériennes dans la plupart des cas. Chez certains sujets, la sinusite est un accident, et l'origine est souvent une rhinite virale. Chez d'autres, au contraire, les poussées douloureuses ne sont que le témoin d'une inflammation (subaiguë) ou chronique présente au niveau du méat moyen.

Le professeur note aussi que le méat moyen est situé sous l'auvent du cornet moyen, à la face externe de la fosse nasale. Il a la particularité d'abriter les orifices d'aération des trois quarts des sinus de la face. Il y a le sinus frontal qui débouche à l'extrémité supérieure de l'infundibulum. Il y a le sinus maxillaire qui s'ouvre à la jonction de la portion verticale et horizontale de la gouttière uncifornienne. Il y a encore les cellules ethmoïdales antérieures qui s'ouvrent par de multiples orifices au niveau et tout autour de la bulle.

L'enseignant toujours adossé à la rigueur souligne trois points essentiels :

Le premier, d'après le Professeur, est le méat moyen qui est le carrefour des sinus antérieurs de la face. Son obstruction entraine des complications d'amont.

Le deuxième est, selon Raymond Diouf, l'ethmoïde qui commande le méat moyen, et son atteinte chronique est souvent à l'origine d'accidents aigus maxillaires ou frontaux à répétition.

Pour le troisième et dernier point, l'ancien interne des hôpitaux précise que la paroi externe du méat moyen est richement innervée de fibres sensitives. Ainsi, les douleurs projetées sont-elles souvent le reflet de son inflammation alors que le sinus lui-même est peu douloureux en soi. Cela explique que l'on puisse avoir des douleurs de sinusite, sans sinusite.

La sinusite ethmoïdale

La sinusite ethmoïdale est une inflammation survenant au niveau des sinus ethmoïdaux. Ce type de sinusite concerne aussi bien les enfants que les adultes, mais elle est beaucoup plus grave chez les enfants. Cela succède en général à un rhume classique et l'enfant ressent une douleur au niveau de l'angle interne de l'œil et l'écoulement nasal s'aggrave ; il y a toujours de la fièvre. Il est important ici de ne pas confondre cette affection qui est une atteinte de l'ethmoïde qu'on appelle ethmoïdite aigue à une affection de l'œil. Celle-ci, par la suite, si elle n'est pas traitée ou mal traitée, se compliquerait par une atteinte oculaire.

Il existe d'autres variétés de sinusite : la sinusite maxillaire, la sinusite frontale, la sinusite sphénoïdale qui peuvent être aigues, subaiguës ou chroniques. Mais le

Professeur voudrait simplement que les gens connaissent ce type ethmoïde qui peut être très grave. Docteur Raymond a eu à soigner de nombreux petits patients atteints de cette pathologie.

Dans le domaine de l'ORL, la majeure partie de ses collègues reçoivent ces enfants après qu'ils aient d'abord consulté l'ophtalmologue. En effet, les signes ressemblent à une affection oculaire et au rhume.

De nombreux spécialistes en ORL ont eu à soigner ces cas de maladie chez les enfants. Ce que l'universitaire qualifie d'ailleurs de cas classiques.

Dr Diouf précise que durant la période froide, il y a souvent des enfants qui ont des « rhumes chroniques ». Ces « rhumes chroniques » peuvent se transformer en ethmoïdites aigues. Il faut que le traitant agisse très vite, sinon le malade peut avoir des complications oculaires jusqu'à perdre un œil (fonte purulente de l'œil).

Rhinites allergiques : une évolution dans la définition des allergies

Le Docteur Diouf, rompu à la tâche se rappelle de ses patients qui souffraient d'une pathologie en ORL en même temps que de problèmes dû aux allergies.

Bien qu'il ne soit pas un allergologue, l'ancien lutteur traditionnel sans frappe devenu Professeur en médecine a quelques connaissances sur cette maladie.

Il se souvient qu'en 1999, un groupe d'experts réunis sous l'égide de l'Organisation Mondiale de la Santé (OMS) a redéfini le concept des rhinites allergiques. La nouvelle classification est aujourd'hui fondée, non plus sur l'origine des allergènes (saisonniers ou pluriannuels), mais sur les conséquences clinques physiques ou psychiques sur le malade. Ces conséquences sont fonction de la durée d'exposition aux allergènes. On parle désormais de rhinite intermittente lorsque les symptômes sont présents pour une durée maximum de 4 jours par semaine et sur une période ne dépassant pas 4 semaines.

Par opposition, on parlera de rhinite persistante lorsque les symptômes seront présents plus de 4 jours par semaine ou pendant plus de 4 semaines, qu'il s'agisse de symptômes dits saisonniers, liés aux pollens par exemple, ou pluriannuels (allergènes domestiques).

Le spécialiste en ORL en déduit qu'une rhinite persistante ou intermittente sera considérée comme modérée ou au contraire légère. Cela, selon qu'elle altère ou non la qualité de vie et les activités socio- professionnelles du souffrant allergique.

Rappels sur la thyroïde

La glande thyroïde est une glande endocrine qui se situe à la partie basse et antérieure du cou, elle va sécréter des hormones parce qu'elle est constituée de deux variétés de cellules : les cellules folliculaires qui vont sécréter les hormones thyroïdiennes et les cellules para folliculaires qui vont sécréter de la calcitonine.

Les hormones thyroïdiennes interviennent dans le développement de beaucoup de choses dans l'organisme, en particulier dans la croissance.

Le para folliculaire, par exemple, intervient dans le métabolisme du calcium, etc., ce qui fait que, quand le malade a un problème au niveau de ces hormones, il y a un retentissement au niveau de la thyroïde.

Le goitre, selon le chirurgien, c'est toute hypertrophie de la glande thyroïde parce que la glande thyroïde normale n'est ni visible ni palpable. Dès qu'il y a une hypertrophie de la glande, on parle de goitre. Cette hypertrophie peut être localisée ou bien globale.

On parle de goitre nodulaire, s'il y a des nodules, quant au goitre parenchymateux, il est caractérisé par l'absence de nodules.

Maintenant, ce goitre-là peut sécréter trop d'hormones ou pas assez. Cette sécrétion, normalement est contrôlée par l'hypophyse et l'hypothalamus par le cerveau. Quand il y a trop d'hormones, le neurone circulant va donner des renseignements au niveau de l'hypothalamus qui va sécréter une hormone et vice versa. C'est le processus normal, mais il se peut que ce processus soit dérangé, complétement déréglé ; c'est cela qui va donner des maladies comme la maladie de basedow. Cette maladie est caractérisée par un excès d'hormones et ces hormones ne peuvent pas être freinées, donc c'est cela qui va donner tous les signes de la maladie.

Dans une vraie maladie de Basedow, il y a toujours des signes oculaires type exophtalmie, un hypermétabolisme d'où une accélération du cœur, un problème cardiaque, le patient transpire de manière excessive, a de l'appétit, mange mais ne grossit pas. Il peut avoir la diarrhée avec une accélération du transit intestinal.

Le goitre

Docteur Raymond nous explique toute la délicatesse qu'exige l'opération du goitre. « On peut avoir un goitre nodulaire, c'est-à-dire un goitre comportant des nodules. Le nodule peut être unique, comme on peut en avoir plusieurs. On peut aussi avoir un goitre parenchymateux, c'est-à-dire il n'y a pas de nodule ; toute la surface est identique. On les retrouve dans les maladies de Basedow qui sont les plus rares. Les nodulaires sont plus fréquents et sont chirurgicaux et sont traités par la chirurgie. Un goitre qui n'est pas chirurgical, ce qui peut arriver, le goitre peut s'infecter : on l'appelle strumite » confirme le chirurgien en ORL.

Parfois même, le médecin trouve des infections spécifiques, d'ailleurs un malade peut avoir une tuberculose au niveau d'un goitre ; c'est rare, mais cela lui est arrivé. Un goitre peut être compressif, c'est-à-dire qu'il peut grossir et comprimer la trachée. Là, le malade a des problèmes pour respirer. Si c'est comprimé au niveau de l'œsophage, il aura des soucis pour avaler. Cette maladie peut entrainer des problèmes de dysphonie et tout cela, ce sont des compressions de nerfs. Cela peut être n'importe quel goitre par contre. Les goitres nodulaires, les cancers qui sont chirurgicaux peuvent avoir ces complications avant d'être opérés, mais surtout les complications post opératoires.

Les consignes du Professeur pour une opération du goitre sont précises. Selon lui, « quand on opère un goitre, il faut avoir à l'esprit au moins trois choses : le nerf récurrent, le nerf laryngé externe et les parathyroïdes ».

Le problème nerveux découle du nerf récurent qui va innerver tous les muscles intrinsèques du larynx et le larynx, c'est cela qui permet de parler et il intervient aussi dans la respiration parce que l'air y passe. Quand l'air vient des poumons, il passe par la trachée puis par le larynx. Donc, si le chirurgien coupe les deux nerfs_récurrents, le larynx peut se fermer et ne plus s'ouvrir. Donc, le malade étouffe par asphyxie si le traitant n'ouvre pas la trachée (trachéotomie). Le nerf laryngé externe lui par contre, peut-être blessé par beaucoup de praticiens sans qu'ils ne s'en rendent compte. Si la personne a un métier en rapport avec la parole, surtout la chanson parce qu'on l'appelle le nerf du chanteur, cette personne-là ne pourra plus chanter. Elle n'aura plus une belle voix et une fatigabilité de celle-ci s'en suivra. Le malade, guéri ne pourra plus chanter pendant longtemps. S'il est un enseignant, il ne pourra plus parler longtemps.

Professeur Raymond évoque ces cas de pathologies :

> « Ces situations sont des accidents nerveux. Et pour les parathyroïdes, ce sont de petites glandes qui ressemblent à de la graisse. Normalement, il y en a au minimum quatre, deux de chaque côté qui peuvent se trouver sous la thyroïde à côté et puis, cela s'implique là où il y a des nerfs avec des vaisseaux. C'est cela qui fait qu'il faut bien apprendre à bien opérer une thyroïde ; cela ne s'opère pas n'importe comment, quand vous enlevez une parathyroïde, ce n'est pas grave. Si le médecin s'en rend compte, il peut la réimplanter dans muscle, mais quand les quatre sont parties, le patient aura un déficit de calcium ; ce qui entraine la (tétanie). Les malades commencent à avoir la main d'accoucheur, font des crises avec les mains (mal formées). Ensuite, cela peut entrainer des douleurs abdominales, quand on n'ignore que quelqu'un a été opéré d'une thyroïde et a eu de l'hypoparathyroïdie, on peut se faire opérer de l'estomac, croyant que c'est un ulcère alors qu'il s'agit d'un patient qui a fait une hypoparathyroïdie. Donc, opérer une thyroïde obéit à des règles. Ce n'est pas si compliqué quand on connait son anatomie. C'est pour cela qu'on dit qu'un bon chirurgien est avant tout un bon anatomiste. Il faut

qu'il maitrise l'anatomie humaine ; il ne faut jamais couper ce que l'on ne connait pas, un des principes du chirurgien et fils de Boyard.

Le professeur a toujours conseillé à ses étudiants de ne jamais couper ce qu'ils ne connaissent pas en pratiquant une intervention chirurgicale. Il préfère le laisser à côté en attendant de bien réfléchir. Docteur Raymond avait l'habitude de discuter avec l'équipe chirurgicale jusqu'à savoir de quoi il s'agissait. Et les nerfs récurrents, pense le professeur, ils doivent être vus. S'agissant de certains de ses pairs qui opèrent en disant que les nerfs récurrents se trouvent à tel endroit, à 3cm de ..., le Professeur avoue que de telles certitudes sont de fausses histoires. À supposer que l'on accepte les 3 cm de..., Raymond Diouf coupe à 2cm50, El Hadji Ibrahima Mboup à 2cm. Comment un chirurgien peut dire qu'un nerf récurrent de Raymond et celui de El H Ibrahima Mboup c'est la même chose, la même trachée, etc. ? Ce n'est pas possible car les pathologies ne sont pas identiques. Si toutefois vous voyez le nerf, vous pouvez le contrôler et l'éviter, on ne peut pas éviter un obstacle que l'on n'a pas vu. Cela est très important dans la chirurgie thyroïdienne : bien voir, regarder de près. C'est tellement vrai que maintenant, les gens opèrent avec des lunettes grossissantes ; d'autres possèdent des appareils pour stimuler le nerf, pour savoir exactement où il se trouve. Mais, quand il ne s'agit pas d'une récidive, c'est-à-dire une retouche, normalement, ce ne sera pas compliqué. Sauf qu'il peut y avoir des variations. Donc, il faut que le maitre de l'art médical fasse attention aux nerfs et parathyroïdes.

Les vaisseaux aussi doivent être bien liés, sinon il y aura une complication que l'on appelle hématome compressif. Quand le médecin a fini, a tout fermé, il est tout tranquille. Alors que s'il y a un petit vaisseau qui saigne en moins de 24 heures, cela peut faire gonfler le cou et étouffer le patient qui peut aussi perdre la vie en l'absence de prise en charge. C'est l'hémato compressif et c'est très dangereux. Il est facile à éviter, il faut bien faire les nœuds. »

Un de ses maitres lui disait :

« Raymond, quand la vie ne tient qu'à un fil, il faut en faire deux, bien faire le nœud. ».

C'est pour cela que durant toute sa carrière médicale, lors de ses interventions chirurgicales, quand Raymond effectuait des opérations au cours desquelles il rencontrait de gros vaisseaux, au lieu de faire un nœud, il demandait toujours à ses assistants de lui faire ses deux nœuds. Ses étudiants lui disaient que le nœud est pourtant bien fait, mais le Professeur agrégé leur demandait obligatoirement ses deux nœuds. D'ailleurs, il ne cessait de répéter ce viatique à ses étudiants :

« Quand la vie ne tient qu'a à un fil, il faut m'en mettre deux, si l'un se lâche, il va rester un autre fil. Mais si l'on met un seul qui lâche, mon cher malade sera mort ; dans ce cas, on me réveille la nuit pour me dire que mon patient étouffe. »

Le premier chirurgien en ORL du village de Boyard a toujours refusé de vivre cette triste situation.

Cancer de l'oropharynx induit par VPH (virus du papillome humain)

L'oropharynx est une région anatomique de l'ORL qui se situe derrière la cavité buccale qui comprend beaucoup d'organes. Par exemple, les organes qu'on connait le plus, ce sont les amygdales palatines responsables des maux de gorge. L'oropharynx peut être le siège de diverses maladies dont le cancer induit par le virus du papillome humain. Ce virus est impliqué dans une maladie bénigne que l'on appelle mononucléose infectieuse. Le même virus est impliqué dans un cancer du nasopharynx parce que le pharynx comprend plusieurs parties : il y a le nasopharynx qui est au-dessus, on l'appelle aussi l'épipharynx ou arrière-cavité des fosses nasales ou cavum ; il y a l'oropharynx qui est au milieu et l'hypopharynx qui se trouve en dessous. Le spécialiste explique que lors de la déglutition, le bol alimentaire, après avoir été mastiqué dans la cavité buccale, est propulsé dans l'oropharynx, descend au niveau de l'hypopharynx, de l'œsophage, arrive dans l'estomac, après avoir franchi le cardia.

Les scientifiques se sont rendu compte qu'il y a certaines pratiques sexuelles, comme la fellation actuelle, qui favorisent l'introduction de ce HPV dans l'oropharynx. Heureusement, ce type de cancer est moins dangereux que les autres, où il n'y a pas ce virus. Parce que quand on trouve une étiologie, un virus, c'est déjà une avancée pour pouvoir prévenir.

On peut éviter ce type de cancer si les gens s'éloignent de la dépravation des mœurs, en évitant certaines pratiques sexuelles et en se faisant vacciner.

Sa première intervention chirurgicale en laryngectomie partielle

Le cancer du larynx est, au Sénégal, le deuxième type de cancer du service ORL du chirurgien Raymond, après celui de l'hypopharynx. Dès l'aube de sa carrière médicale, le fils de Boyard avait un malade qui souffrait du cancer du larynx qui n'était pas étendu. Selon l'oncologue, c'est le premier cancer « chirurgicalement curable » à condition que le malade soit consulté tôt, avant le stade de dyspnée laryngée justifiant la trachéotomie préopératoire.

À cette période, le médecin Raymond ne pouvait pas l'opérer à l'hôpital Aristide Le Dantec de Dakar, car le bloc opératoire de l'établissement était en réfection. Le chirurgien était enthousiasmé à l'idée de le transporter lui-même, dans sa voiture de marque Renault 5 à l'hôpital de Thiès où officiaient ses camarades de promotion. Le jeune chirurgien avait pris ses responsabilités de l'opérer dans la cité du rail. C'était sa première laryngectomie partielle dans sa carrière médicale.

On peut enlever tout le larynx, cela s'appelle laryngectomie totale. Mais dans ce cas, il y a un trou où le malade peut respirer, cela n'est plus relié au nez, et le patient ne parle plus. L'opéré peut avoir une rééducation pour avoir une voix œsophagienne, en faisant des signes, mais le malade n'a plus la voix. Il arrive à un stade où on peut faire une laryngectomie partielle ; dans le cancer du larynx étendu, on enlève tout le larynx pour permettre au malade de respirer grâce au trou appelé trachéostome. Dans le cas de la laryngectomie partielle, le cancer est enlevé et la voix est conservée ; le malade pourra parler sans appareil phonatoire, respirer sans trachéotomie, avaler et manger sans sonde nasogastrique ou sans gastrostomie. Le natif de Boyard avait effectué sa première laryngectomie partielle.

Le soignant Raymond, remercia le Ciel qui l'avait aidé à la réussir.

Après l'opération, il avait bien expliqué au Dr Bamba Diop, chirurgien généraliste, aujourd'hui disparu, comment faire les soins. Au bout d'un mois, son malade s'en est sorti, et Docteur Raymond l'avait suivi durant son traitement médical pendant quinze ans. « Il a vécu encore quinze ans », insiste le spécialiste en ORL. Cela a été vraiment une grande satisfaction pour l'unique garçon d'Élisabeth Daba Ndong. Il a osé avoir l'initiative de prendre un malade dans sa voiture, de l'emmener à l'hôpital de Thiès pour l'opérer, le faire suivre. La réussite de cette intervention est une satisfaction totale pour le sauveur de vies !

Incident médical, une possibilité

Docteur Raymond Diouf est un honnête homme. Il reconnaît avec courage qu'un accident médical peut se produire à tout moment. Le spécialiste en ORL, avait un malade qui avait un cholestéatome de l'oreille moyenne. Le spécialiste explique : « Cette pathologie affectant l'oreille moyenne est une masse composée de cellules épidermiques situées en arrière de sa membrane tympanique. Le cholestéatome, de par son évolution, est une otite dangereuse avec malignité locale, le traitement de ce patient était exclusivement chirurgical pour empêcher des complications parfois fatales ».

Le praticien et son équipe médicale s'engagèrent à opérer leur patient qui souffrait atrocement. Le jour de l'intervention, Docteur Raymond s'était levé du pied gauche. Cette chirurgie s'était déroulée sous anesthésie générale. Il l'effectuait d'habitude en trois tours d'horloge, mais ce jour-là, l'équipe de Raymond avait mis plus de cinq heures. Un accident médical s'était produit et avait engendré des conséquences désastreuses. À cette période, l'hôpital du chirurgien du fils de Boyard ne disposait pas de scanner pour pouvoir bien visualiser certaines anomalies se trouvant au niveau de l'oreille afin d'éviter les complications chirurgicales.

Actuellement, ce serait une grosse faute pour un chirurgien en ORL, car les hôpitaux disposent d'un scanner leur permettant de réussir leurs interventions chirurgicales. Le professeur Raymond Diouf reconnait profondément que c'était un regrettable accident médical, mais qu'il ne s'agissait ni d'une erreur, ni d'une négligence médicale. Le Professeur titulaire en médecine, spécialisé en ORL n'a pu terminer son explication, car il était gagné par l'émotion et un souvenir douloureux.

Raymond « de boyard, sauve le faux lion »

Un jour, voulant assister aux séances de Mbappatt, le fils de Boyard se rendait à l'Arène Adrien Senghor de Grand Yoff Il trouva sur son chemin une foule monstre ; c'était une séance de « simb » ou jeu du faux lion qui a l'habitude d'attirer beaucoup de monde dans les villes sénégalaises. Un désordre total régnait dans ce quartier populeux, ainsi qu'une ambiance électrique où garçons, jeunes et adultes, couraient dans tous les sens pour échapper aux faux lions.

De l'autre côté d'une ruelle sablonneuse, de petits garçons jouaient aux billes « égatte ». Apeuré par le faux lion et ses « lionceaux », un de ces petits garçons malchanceux avala une bille qu'il avait logée dans sa bouche, et sur le coup, il tomba, étouffa, se débattit cherchant de l'air avant de rendre l'âme.

Par coïncidence l'interne des hôpitaux interrompait sa course pour accompagner le corps sans vie à l'hôpital Aristide Le Dantec au service « Anapath » (morgue).

Après le transfert du corps sans vie, on assistait à une vindicte populaire contre le faux lion. La foule mécontente et incontrôlable exerça des violences sur le faux lion et ses compagnons. Les habitants du quartier disaient que c'était à cause de la peur et du stress que le gamin avait connu une mort subite.

Raymond accompagna les sapeurs-pompiers qui acheminaient le défunt à l'hôpital.

Arrivé sur les lieux, il demanda à ses collègues de faire une autopsie, car il soupçonnait l'inhalation d'un corps étranger.

C'est le résultat de cette autopsie qui avait sauvé le faux lion, mis alors à la disposition des limiers. Le résultat montrait qu'il s'agissait d'un corps étranger à savoir une bille bloquée au niveau du larynx, qui était la cause du décès de l'enfant.

C'est ainsi que le faux lion (Gaindé) fut sauvé grâce à la vigilance du jeune médecin et parvint à humer l'air de la liberté même si son spectacle de faux lion avait viré au drame.

Un médecin itinérant au service de la population rurale

Souvent, le Docteur Raymond se déplaçait avec son trousseau médical dans son véhicule. Très mobile, le Professeur ne pouvait pas rester un mois ferme à Dakar sans se rendre dans son village natal. Sur place, il allait dans les villages environnants où il n'y avait pas une bonne couverture médicale. C'est pourquoi, il n'hésitait pas à venir en aide à ses parents villageois. Ces derniers, très portés sur les croyances traditionnelles, se rendaient rarement à l'hôpital pour se soigner. Le premier réflexe pour eux, en cas de maladie, c'était d'aller voir les tradipraticiens. Ils respectaient à la lettre les consignes de ces guérisseurs.

Un jour, docteur Raymond était allé rendre visite à ses beaux-parents. Après les salutations d'usage au sein de la famille Sarr, Raymond constatait qu'un de ses beaux-frères souffrait d'un abcès fluctuant sus orbitaire. Apparemment, il était très douloureux. « Tu souffres de quoi ? Laisses-moi toucher », intervint Raymond. Soudainement, la maman répondit en disant : « il ne faut pas y toucher, car le tradipraticien nous a ordonné de ne pas le toucher. Il nous a avertis disant que si on incise l'abcès, il peut mourir ». Le scientifique répondit, un brin taquin : « Donc, il va mourir aujourd'hui ». Raymond prit alors son trousseau médical et se mit à inciser et à drainer l'abcès. Après quelques moments de douleurs intenses, son cousin villageois a été soigné, traité et soulagé de sa souffrance. Il dormit profondément et retrouva sa forme d'antan.

Raymond Boyard faisait d'autres interventions médicales dans le monde rural. Passionné de lutte, il s'était rendu au village de Simal Poudaye pour assister à un tournoi. Arrivé dans ce village, il remarqua la mauvaise démarche d'un amateur de lutte traditionnelle sans frappe. Docteur Raymond l'interpella. Constatant qu'il souffrait d'une enflure au fessier, le chirurgien l'a traité, séance tenante, grâce à son trousseau médical qui ne le quittait presque jamais. Après cela, l'amateur de lutte pu tranquillement marcher pour assister la séance de lutte traditionnelle sans frappe.

On peut confirmer que le Professeur est un médecin très humaniste, toujours prêt à aider son prochain. Il a un flair médical hors du commun comme s'il pouvait deviner la douleur de ses patients et de ses interlocuteurs.

Un jour, au cours d'un entretien dans le cadre de cet ouvrage, il avait senti que je souffrais et que j'avais mal à la gorge. Il me demanda la date de mon prochain rendez-vous médical. Je lui rappelais que c'était dans une semaine, il m'invita à m'installer sur un fauteuil de consultation. Après m'avoir examinée sur place, le Docteur Diouf me prescrivit une ordonnance. Il me confia ainsi avec compassion : « il ne faut pas accepter de souffrir ». Ainsi, m'ordonna-t-il de prendre mes médicaments et de reposer ma voix.

Michel Ndour, habitant de Boyard Ndiodiom, patriote sage et intègre de Boyard témoigne sur le premier médecin natif de son village : « Depuis son jeune âge, mon cousin Raymond a toujours été clément ; s'il est devenu Docteur, c'est parce que son sens de l'humanisme ne fait pas l'ombre d'un doute. Pour venir en aide à ses parents villageois, il organisait des journées de consultations médicales gratuites pour la population de Boyard et des villages environnants en coopération avec l'Ambassade du Royaume de la Thaïlande, accompagné de plusieurs de ses collègues et étudiants. Cela témoigne de son patriotisme de terroir et surtout de son désir de pallier le manque de médecins dans certaines zones rurales ».

Michel fait partie des pionniers du Parti Socialiste (PS). Depuis 1967, il a toujours plaidé pour que Boyard ait sa route latéritique. Le professeur Raymond, son cousin germain, le décrit comme un homme affable, pacifiste et serein.

Le Professeur consulte au Centre hospitalier universitaire de Fann

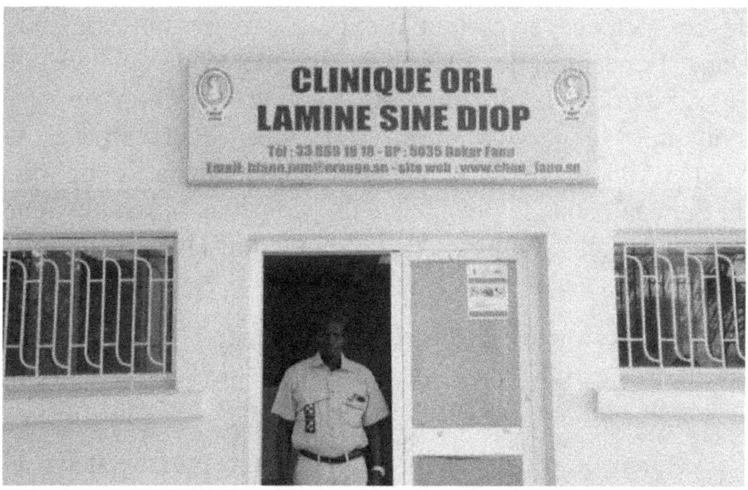

Clinique ORL Lamine Sine Diop sise dans l'enceinte de l'hôpital Fann

Face à la persistance du mal qui rongeait une patiente, son époux, Pape Amadou Kane, avait fait ses investigations via Google pour savoir où son cousin à plaisanterie consultait désormais. Il apprit que ce dernier était à cheval entre l'hôpital Idrissa Pouye et la clinique ORL Lamine Sine Diop sise à Fann.

Pape amadou Kane, mon époux fut l'un des nombreux patients guéris par le Professeur Diouf quand celui-ci servait à l'hôpital Aristide le Dantec

D'une forte personnalité, Sérère au teint noir, à la taille moyenne, et aux cheveux gris, le professeur titulaire en ORL, Raymond Diouf avait 62 ans en 2019. Considéré comme faisant partie des meilleurs spécialistes en ORL par ses malades, il a un regard perçant, camouflé par ses lunettes pour faire face à la myopie. Ce Directeur de recherche, ayant encadré plusieurs thèses, mène une vie entièrement destinée à la santé. Il a bien rempli sa vie professionnelle en faisant preuve de ponctualité, de rigueur, de compétence et surtout d'expertise dans son domaine. Dans l'enceinte de l'Hôpital National Universitaire de Fann, se trouve la clinique ORL Lamine Sine Diop qui a été inaugurée le 18 novembre 2011 sous le parrainage de Maître Abdoulaye Wade, ancien Président de la République du Sénégal, sous la présidence de Monsieur Modou Diagne Fada qui était le Ministre de la Santé, de l'Hygiène et de la Prévention.

Le chevronné Professeur El Hadj Malick Diop, spécialiste en ORL, est le premier Chef de service de cette structure sanitaire.

Le lieu de travail du professeur était ainsi agencé ; un bureau classique avec une toilette intérieure où l'on retrouve sur les murs ses anciennes photos de lutteur, celle de Jésus Chris, une bibliothèque en fer remplie d'encyclopédies de médecine, de mémoires de fin d'études, de travaux scientifiques et un frigo-bar qui se trouvait à portée de main. Malgré son âge avancé le sexagénaire, portait soigneusement sa blouse blanche bien boutonnée.

Correctement assis devant une table certes envahie de documents, mais, bien rangée, le stylo sur sa fiche d'interrogatoire, le regard mystérieux, le médecin Raymond inspire respect et considération. Lors de ma première consultation, le 19 octobre 2018, je me suis rendu compte qu'il était avare en paroles, et disposait d'une capacité d'écoute extraordinaire. Très expérimenté, et d'une sérénité hors pair, le spécialiste en ORL est un vrai enquêteur, il n'acceptait pas de se répéter. Cet examen se déroulait sous le regard vigilant de son assistant assis à côté du fauteuil de consultation placé près du chariot sur lequel se trouvait le plateau médical spécifique pour la consultation en ORL. Le professeur avait la source de lumière accrochée à son front, le masque médical bien ajusté, l'abaisse-langue à la main, les mains gantées, d'autres outils médicaux en fer scrupuleusement classés étaient à sa portée. Doté d'une connaissance approfondie des maladies de l'oreille, du nez et de la gorge, docteur Raymond ne laissait aucun détail et perdait la notion du temps lors de ses consultations.

Devant sa patiente qui éprouvait une douleur atroce au niveau de sa gorge et qui avait connu une errance médicale passant de médecin en médecin sans grand succès ni bon diagnostic, docteur Raymond Diouf avait fait preuve d'un vrai professionnalisme.

Lors de ce premier examen médical, le méticuleux docteur avait prouvé son expertise en trouvant de prime abord le bon diagnostic mais ne voulant pas donner un avis définitif sur la pathologie de sa patiente avant des analyses plus poussées et souhaitant la préserver, il ne voulut pas lui dire de quelle maladie exactement elle souffrait. Le docteur lui délivra une ordonnance, l'orienta vers un gastro-entérologue et lui fixa un rendez-vous au prochain trimestre. Après avoir prodigué des conseils à la patiente, le spécialiste en ORL lui demanda d'arrêter toutes ses activités pour se soigner sérieusement. Car en plus de la maladie, elle souffrait de problèmes d'allergies rhinites ; « difficiles à traiter ». Enfin, il voulut savoir qui était son précédent médecin traitant. Mais la dame refusa catégoriquement de lui répondre, malgré les investigations répétées du docteur. Elle préféra garder secret le nom de son précédent médecin, d'une certaine façon la patiente avait acquis au cours de sa maladie un profond respect pour le secret professionnel et à la manière d'un médecin elle tut le nom de son ancien soignant qui après tout, avait essayé de la tirer du gouffre.

Après cet épisode, il s'en est suivi une brève altercation entre le professeur titulaire et sa malade obstinée devant le regard du discret Robert Waly Faye. Ce dernier, de par sa bienveillance, avait pu arrondir les angles avant le deuxième rendez-vous avec le rigoureux universitaire.

Pétri du sens de l'humanisme et très sensible à la situation des enseignants qui le plus souvent, sont des êtres très critiques et de nature rebelle, Raymond avait demandé si sa patiente était de ce corps professionnel. Elle répondit en murmurant : « Non, je n'exerce pas le métier d'enseignant !»

N'ayant pas pu lui tirer les vers du nez le médecin soignant, observa un moment d'accalmie et de sérénité. Il exigea à sa patiente de lui rapporter son bulletin d'ordonnance au prochain rendez-vous.

Robert Wally Faye, compagnon de route de Raymond

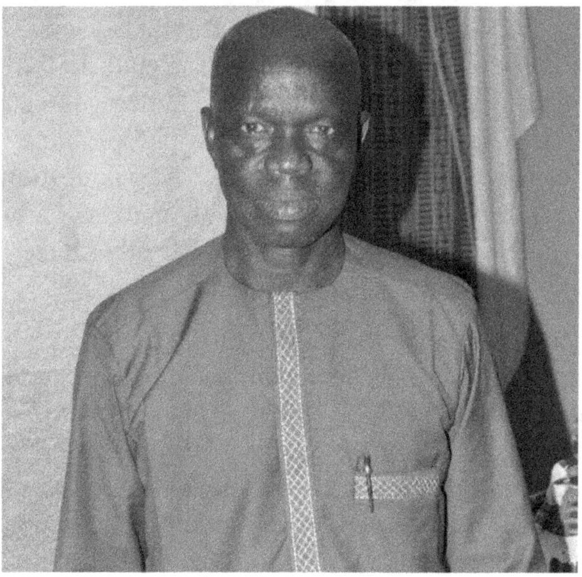

Robert Wally Faye

COmpagnon fidèle durant des décennies, admirateur et cousin du Professeur, depuis l'âge de ses 17 ans Robert Wally Faye était souvent avec Raymond Boyard. Mais comme la culture sérère respecte les classes d'âge, Robert n'avait pas le droit de fréquenter Raymond qui était son ainé. Comme tout jeune sérère ressortissant de Djilor, Robert était passionné de lutte ; il parcourait des kilomètres pour rallier Boyard en espérant être compté dans le staff technique du jeune lutteur sérère. Ce dernier a toujours représenté une idole, une référence pour lui, car Robert prenait son cousin pour un génie.

Robert Wally Faye confie que Raymond était très brillant dans ses études, calme et courageux. Dès qu'il arrivait au village de Raymond, il avait une seule préoccupation : suivre pas à pas son lutteur favori. Il le contemplait et pensait qu'en matière de technicité, dans la lutte sans frappe, Raymond était le meilleur. Donc son seul souhait, à cette étape de son enfance, c'était de faire partie des accompagnateurs du garçon de Hamed Marcel Diouf. D'ailleurs, l'adolescent Robert finira par s'imposer par sa fidélité et Raymond, le lutteur lui accorda pour toujours sa confiance. C'est ainsi qu'il devint l'incontournable compagnon de Raymond Diouf jusqu'à devenir son assistant particulier.

De taille courte, teint noir, visage radieux, toujours souriant, le fidèle Robert occupait toujours son fauteuil lors des consultations d'ORL dans le bureau du Professeur Raymond. On croyait que Wally était un assistant médical du docteur, il faisait les interrogatoires avec le spécialiste en ORL.Robert était très ouvert en matière de communication contrairement à son compagnon de route le Professeur Raymond Diouf qui était beaucoup plus réservé.

À mes yeux, étant leur patiente, j'estimais que le chirurgien Raymond avait bien formé son assistant dans l'art médical. Wally échangeait beaucoup avec docteur Raymond dans leur langue maternelle, sur ma maladie et mon état de santé. C'est dans cette situation douloureuse où je ne pouvais prononcer aucun mot, à cause de ma pathologie, que je fis confiance à l'équipe médicale sérère. À celle-ci, je voue une réelle sympathie.

Un assistant modèle

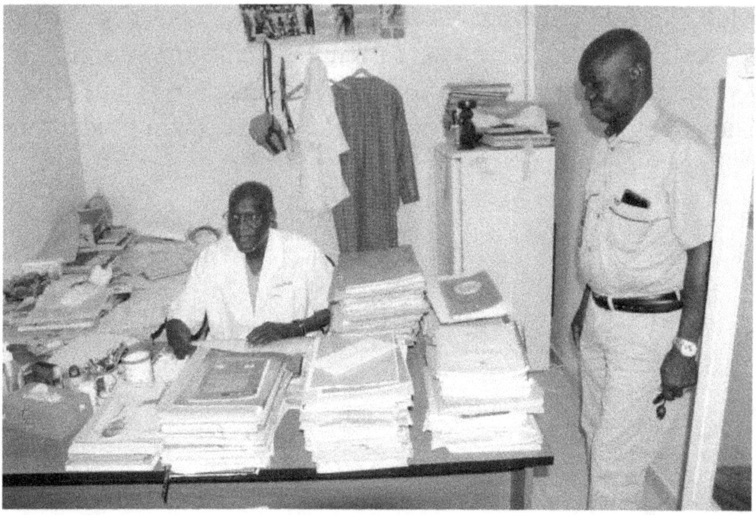

Mon traitement a duré un an six mois avec la diligence et l'efficacité du professeur. À partir du 12 février 2020, alors que j'avais rendez-vous avec le spécialiste en ORL, le sauveur de vie tomba gravement malade. Ainsi, je me tournais vers son assistant Robert Wally Faye, qui ignorait que j'étais une journaliste de formation. Mais à chaque fois que je lui téléphonais pour lui demander si je pouvais continuer à prendre les médicaments prescrits au dernier rendez-vous, croyant qu'il était un acteur médical, Robert, conjoint de Marie Léa Mendy me faisait savoir qu'il ne pouvait rien me prescrire ni me demander de continuer le traitement, car, précisa-t-il, il n'était pas formé pour soigner des malades, même s'il était avec un Professeur en médecine. Toutes les connaissances médicales qu'il avait acquises, il les devait à son cousin et idole Raymond

Boyard qui témoigne que son assistant peut régler toutes les affaires d'autrui, en oubliant les siennes.

Le ressortissant de Djilor était, pour moi, un homme disponible, gentil, honnête et généreux.j'avais même confiance en lui pour qu'il me prescrive mes médicaments. Mais le fidèle compagnon de Raymond Diouf, le loyal Robert Wally Faye refusa carrément, et m'orienta vers le Docteur Ibrahima Alla Sory Sylla, spécialiste en ORL, ancien étudiant du Professeur Raymond en attendant le retour de celui-ci.

Docteur Sylla, le « psychologue »

Un vaillant médecin, spécialisé en ORL (Oto-Rhino-Laryngologie), en chirurgie cervico-faciale, Docteur Sylla est praticien au Centre Hospitalier Universitaire de Fann de Dakar. Ce chirurgien au caractère calme et attentif, avait pris la relève et devait poursuivre le traitement médical que son Professeur Raymond, devenu malade, avait commencé.

C'est par un message électronique que le médecin Sylla avait accepté de me recevoir pour une consultation en ORL. Le 9 mars 2020, à treize heures trente minutes, mon dossier médical en main, j'attendais impatiemment avec ma grande sœur Mme Diallo, Mame Fabar Arame Diao, le chirurgien Sylla qui était en salle d'opération.

À quinze heures dix minutes, le Docteur Ibrahima Alla Sylla, de taille moyenne, teint clair, avec son double masque, se dirigea vers son bureau. Il affichait sur son visage une grande fatigue. Ses patients, assis suivant les règles de la distanciation physique, le regardaient venir. Il se devait de terminer le reste de ses consultations médicales. À mon tour, je m'étais présentée, lui remettant les résultats de mes analyses médicales, les scanners que j'avais eu à faire et le dernier bulletin d'ordonnance de son Maître Raymond Diouf.

Mais à ma grande surprise, ce jour-là, le spécialiste en ORL ne m'avait pas invité sur sa chaise de consultation. J'étais en face d'un fin psychologue.

Son interrogatoire s'était orienté vers la lecture de mes sombres pensées. Le médecin Sylla avait une grande compassion à mon endroit, et me posait des questions claires et bien précises, au point qu'il avait bien réussi son audition, bien que je sois souffrante. Ainsi, intérieurement, je le qualifiais de psychologue émérite.

Au terme de notre tête-à-tête, il m'apprit qu'il ne pouvait même pas changer les médicaments que son professeur m'avait prescrits. Juste diminua-t-il la dose d'un des médicaments, pour me montrer qu'il y a une amélioration dans mon traitement.

Deux ans après, alors que j'étais toujours en traitement, le spécialiste en ORL m'accorda un entretien pour les besoins de mon ouvrage. J'étais accompagnée de mon confrère, le talentueux photographe-journaliste, Vieux Ndiaye, qui a été consulté par le soignant humaniste après notre interview. La question qui m'avait tant préoccupée auprès du Docteur Sylla, c'était sa pratique très intelligente de la Psychologie.

Selon Docteur Sylla, habituellement, en consultation de routine, quand on reçoit un patient, on lui fait un interrogatoire, lui demande de quoi il se plaint. Si le malade tergiverse en allant dans tous les sens et en énumérant plusieurs maux, il faut nécessairement chercher l'épine sociale, indique-t-il. À travers le discours de ses patients, le traitant oriente sa discussion vers la psychologie pour retrouver l'origine du mal. Parfois, on note des répercussions de certaines maladies psychologiques sur le somatique, des maladies psychosomatiques. Quelqu'un peut avoir des difficultés du point de vue psychique pouvant entraîner des répercussions au niveau des organes. Donc, il y a beaucoup de maladies qui ont cela comme point de départ. C'est un problème au niveau psychique ou un mal-être lié à une situation donnée qui se répercute réellement sur les organes, occasionnant, par exemple, l'hypertension artérielle, une des maladies les plus fréquentes liées au stress chronique. Cette maladie qui peut s'avérer une réalité quand on prend la tension, est très répandue. Dès lors, on est obligé de mettre le patient sous traitement anti-hypertenseur, même si on sait que l'origine de son mal c'est le stress. Docteur Sylla apporte des précisions sur les maladies : « D'autres types de maladies comme le goitre chez les femmes sont parfois dues au stress. Le goitre est l'augmentation de la taille de la glande thyroïde. Quant à la maladie de basedow, elle se caractérise par une surproduction d'hormones par la thyroïde. La quasi-totalité des maladies de basedow sont des cas d'épines sociales que certaines de nos patientes avaient du mal à supporter. » Donc, il faut qu'il ait une relation de confiance entre le médecin et son patient, pour que le dernier se confie. Parce que si le souffrant n'a pas confiance, il ne se livrera jamais, or, c'est le fait d'accepter de se livrer qui conduit à un résultat satisfaisant.

Le chirurgien en ORL, Ibrahima Alla Sory Sylla témoigne sur son maître

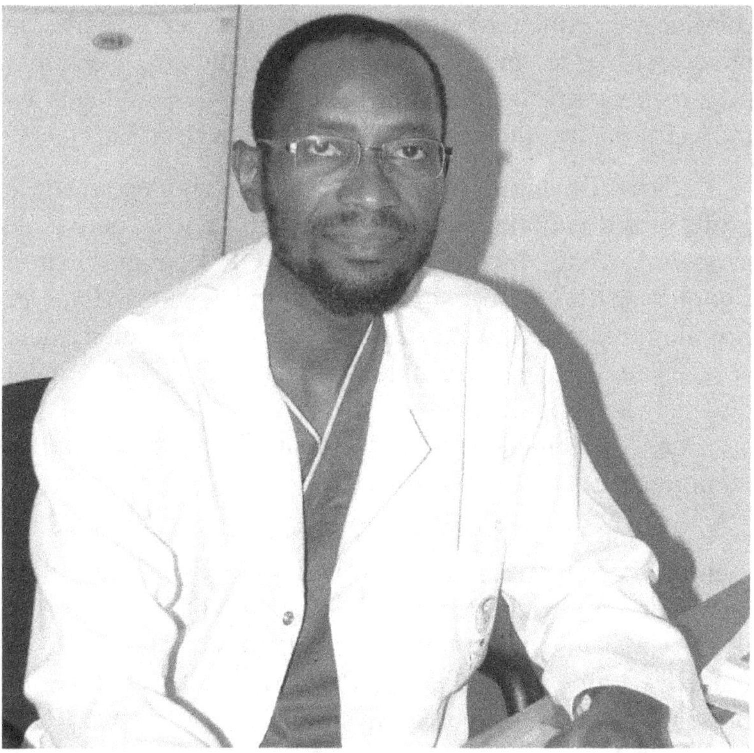

Docteur Ibrahima Alla Sory Sylla (février 2023)

Un Professeur accompli, chirurgien exceptionnel, Raymond Diouf est respecté par ses pairs et étudiants. Le Docteur Sylla, un de ses étudiants, ne tarit pas d'éloges à l'endroit de son formateur.

« Difficile de témoigner sur un maître, comme on le dit à la fac, mais je ne rate pas cette opportunité que m'offre une patiente guérie qui est passé entre les mains de mon maître avant d'être orientée vers moi. Ainsi, serai-je ravi de faire honneur au Professeur Raymond Diouf. Ce grand enseignant du supérieur en médecine a appris pour enseigner. Professeur Raymond est une légende de la spécialité oto-rhino-laryngologie (ORL). Il est craint par certains parce que toujours critique, avec le verbe acerbe, le faciès renfrogné, mais c'est un faux-semblant. Ceux qui l'approchent savent bien que l'encadreur des étudiants en médecine est très taquin », confie d'emblée Dr Sylla.

Docteur Ibrahima Alla Sory Sylla avait découvert le professeur Raymond, quand il faisait son stage en deuxième année. À cette époque, le service ORL se trouvait à l'hôpital Aristide le Dantec. À en croire Docteur Sylla, « Pr Raymond donnait l'impression d'être particulièrement sévère ; en témoigne son style de vie. Les étudiants avaient du mal à l'appréhender, il rabrouait constamment les stagiaires en médecine sans sourciller. Mais, on le comprenait et on admirait son style. »

L'ancien étudiant du Pr Raymond garde encore en mémoire cette anecdote : « À notre deuxième année de spécialité en ORL, il arrivait des fois au cours de la visite des hospitalisés, qu'on nous demandât, pour tel malade, de recueillir l'avis du Professeur Raymond. Ainsi, nous nous présentions dans son bureau avec nos blouses neuves. Dès que nous franchissions le seuil de la porte de son bureau, avant même de le saluer, il nous attaquait en nous disant : « Vous là, vos blouses sont trop propres ; cela veut dire que vous ne mettez pas assez de cœur à l'ouvrage. » Cette remarque du Professeur témoigne à suffisance de sa rigueur mais aussi de l'importance qu'il accorde aux malades.

Le disciple du Docteur Raymond raconte toujours ses souvenirs : « Je me rappelle lors l'épreuve orale de mon premier examen de DES, m'être présenté à son jury avec beaucoup d'appréhension ; ce qui pouvait sans doute se lire dans mes yeux. Mais grande a été ma surprise, lorsque, ce jour-là, le « Prof » me signifia que « le plus dur était fait ». Un tel propos encourageant venant de lui, réputé dur à l'épreuve orale, m'avait réconforté et donné beaucoup de confiance. »

Admirateur de son maître, véritable écrin de l'univers médical, Docteur Sylla regrette de n'avoir pas beaucoup bénéficié de l'expérience professionnelle du professeur Diouf. Aussi, laisse-t-il entendre : « Professeur Raymond est un membre de l'élite médicale incontestée ; tout ce que je regrette dans mon parcours médical, c'est de ne pas avoir beaucoup assisté à ses interventions chirurgicales. Au Professeur Raymond, je rends un vibrant hommage pour tout ce qu'il a fait pour nous, ses anciens étudiants ».

Quelques péripéties d'une carrière médicale

Quatre patients ont beaucoup marqué le professeur titulaire en ORL. Chacun d'eux verra son caractère étudié. Dans l'exercice de son métier si délicat, le Professeur titulaire, spécialisé en ORL, Chirurgie Cervico- Faciale révèle que les acteurs de la santé ont un droit de réserve. Ils doivent respecter l'éthique et la déontologie médicale. Mais, comme tout soignant est un être social, le docteur Raymond Diouf a rencontré beaucoup de patients aux caractères et comportements différents.

Certains l'ont marqué. Il en retient quelques-uns, mieux encore quatre catégories dont l'image est à jamais gravée dans sa mémoire. Le premier de ces patients est le rescapé capricieux.

Le patient problématique

C'est l'histoire d'un Sénégalais vivant en Côte d'Ivoire, un pays voisin, qui avait été blessé au cours de troubles dans ce pays occasionnés par des conflits politiques. Le 24 décembre 1999, le Général Robert Gueï renverse le président Henry Konan Bédié et prend le pouvoir. Le 22 octobre 2000, une élection présidentielle est organisée dans le pays et le général Robert Gueï se proclame président quelques jours après. Cela a entrainé quatre mois de soulèvements populaires qui ont débouchés sur l'investiture de Laurent Gbagbo comme nouveau président. Le Général Robert Gueï sera tué, le 19 septembre 2002, lors d'une tentative de coup d'État contre le Président Gbagbo. Cette tentative de coup d'État a dégénéré en un soulèvement armé et les villes de Bouaké dans le centre et de Korhogo dans le Nord étaient tombées entre les mains des rebelles du MPCI (Mouvement Patriotique de Côte d'Ivoire) dirigé par des leaders comme Guillaume Soro.

Après la présidentielle du 22 octobre 2000, le Général Robert Gueï s'opposa à la volonté populaire ivoirienne. Il contestait le verdict des urnes et tentait, à tout prix à se maintenir au pouvoir après son putsch de décembre 1999 et malgré la victoire annoncée de Laurent Gbagbo. Des manifestations violentes se produisirent dans les rues de Côte d'Ivoire. C'est dans ces circonstances que le patient du chirurgien Raymond Diouf avait été victime d'un traumatisme du cou par arme à feu. Il avait en tout cas une plaie pénétrante du cou. Il avait la chance d'avoir un de ses parents comme autorité de l'État, qui avait demandé qu'on l'évacuât à Dakar.

Arrivée sur le territoire sénégalais, cette personnalité avait pu saisir les autorités sanitaires de l'hôpital Général de Grand Yoff devenu Hôpital Idrissa Pouye. Ces dernières avaient donc saisi docteur Raymond, car il s'agissait d'un traumatisme du cou, un problème d'ORL, en particulier. Ce cas avait donc un rapport avec son sujet de thèse. Le patient avait été rapidement pris en charge. Docteur Raymond l'avait bien examiné, et il avait jugé qu'il fallait rapidement explorer sa plaie, c'est-à-dire l'opérer.

Après des analyses préalables, le blessé était apte à subir l'intervention chirurgicale. Il avait été opéré avec succès, sans anomalie ni problèmes particuliers. Lors de l'intervention, Raymond et son équipe chirurgicale avaient trouvé des lésions qu'ils avaient réparées. D'ailleurs, après son hospitalisation, l'intervention chirurgicale était tellement réussie que le patient B. T. avait rendu visite au chirurgien en ORL pour lui manifester sa reconnaissance. Il lui avait ainsi offert une belle montre, en guise de remerciement. Mais à sa grande surprise, quelques semaines après, son cher patient porta plainte contre lui et son équipe médicale.

La médecine face à la justice : Hippocrate face à Thémis

> « Trois médecins poursuivis par un patient », titre le journaliste Alassane Hanne

Un patient en voulait au professeur Raymond Diouf de l'Hôpital Aristide Le Dantec, à El Hadj Ibrahima Diop et Momar Fangaly Diouf respectivement médecin-chef et infirmier anesthésiste de l'hôpital de Grand Yoff. Pour rappel, le plaignant avait reçu une balle perdue dans la gorge lors des événements survenus en Côte-d'Ivoire, en décembre 1999, sous le régime de Robert Gueï. C'est ainsi qu'il avait saisi le procureur de la République pour porter plainte contre l'équipe médicale pour intervention chirurgicale sans son consentement. Ainsi, Dr Raymond qui était au chevet du malade pour s'occuper de son opération chirurgicale, était le cerveau de cette pratique médicale et le principal responsable. Le patient prétexta qu'il avait été maltraité.

Au tribunal, il accusa l'équipe du professeur Raymond d'avoir abimé sa voix, il n'avait pas d'avocat alors que le chirurgien Raymond et compagnie avaient leur avocat. Le traitant se rappelle encore les propos du Président du tribunal que voici : « Monsieur, tu dis que les médecins ont abimé ta voix, mais toi, tu te défends avec ta voix, tout seul ! »

Heureusement pour les accusés, le fils de Boyard avait soigneusement conservé le dossier du plaignant. Docteur Raymond poursuit en disant que le rescapé avait eu la chance de pouvoir parler correctement. En effet, il avait des lésions dans les nerfs qui sont responsables de la phonation et participent de la phonation. Le Président du tribunal et ses pairs avaient compris que ce patient, en réalité, avait perdu son travail et ses biens dans le pays voisin. Et qu'il souhaitait partir en France parce qu'il avait demandé qu'on l'évacue en France pour pouvoir être mieux traité. Comme Raymond était bien formé pour être Chef de Clinique d'ORL, puis Assistant des hôpitaux de Dakar de 1986 à 1993, il avait pris la précaution de déposer, sur la table du Président du tribunal, le compte rendu opératoire de son cher patient guéri.

Le Professeur Raymond Diouf exigeait des corps médicaux de faire toujours le compte rendu opératoire, par mesure de prudence, et surtout, pour avoir aussi une traçabilité de toute l'action médicale menée. Le compte rendu opératoire doit être rédigé, dès la fin de l'opération. Il n'est pas une récitation de techniques mais il est un compte rendu des faits. Il est partie intégrante de l'acte opératoire et permet à l'équipe chirurgicale en cas de complications de renseigner les autorités sur le déroulement de l'opération.

La ligne de défense scientifique du chirurgien au tribunal

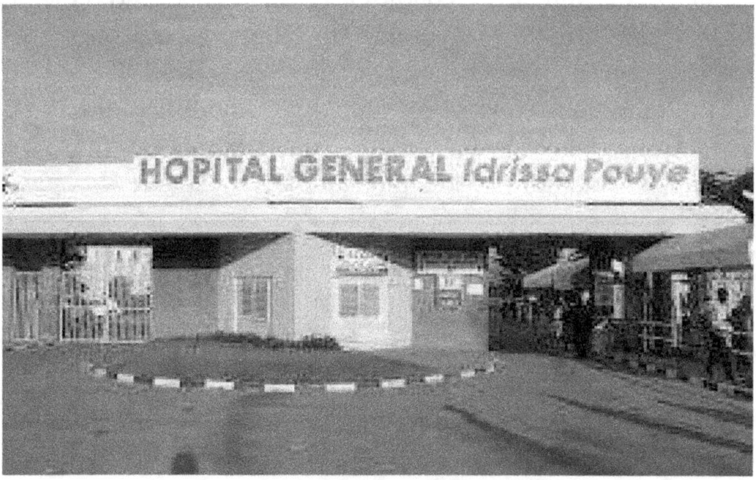

Hôpital Général de Grand Yoff (HOGGY), rebaptisé le 24 octobre 2019 Hôpital Général Idrissa Pouye (1er médecin agrégé en orthopédie, traumatologie)

Le prévenu Raymond expliqua le résumé du compte rendu opératoire : « C'était une plaie pénétrante du cou par arme blanche ». Le patient aurait reçu une balle issue d'une arme à feu au niveau de la région cervicale, qui a entraîné, dans la suite immédiate, une hémorragie importante, un emphysème sous-cutané cervical extensif et une dysphonie. Transféré dans une clinique de la place, un bilan paraclinique comportant un scanner cervical avait été réalisé. Par la suite, l'équipe médicale était appelée à l'examiner, dans la matinée du mardi 19 décembre 2000 à l'hôpital Général de Grand Yoff (HOGGY), qui porte aujourd'hui le nom de l'éminent Professeur Idrissa Pouye.

Le journaliste Oumar Kandé nous livre un pan important de cette légende de la médecine sénégalaise dans un article qu'il a publié dans les colonnes du Quotidien National, « Le Soleil ». Parrain de l'Ex-Hôpital Général de Grand Yoff, le Professeur Idrissa Pouye est un éminent spécialiste et premier agrégé en Orthopédie au Sénégal. Il est né le 1er juillet 1926 à Thiès et est rappelé à Dieu le 19 juin 2004, à l'hôpital général de Grand Yoff (ex CTO) qui sera rebaptisé à son nom 15 ans plus tard ».

À la suite du portrait de notre confrère, revenons maintenant au sujet qui nous préoccupe à savoir le raisonnement scientifique dont le rigoureux professeur Raymond a usé lors du procès. « Son patient, renseigne Dr Raymond Diouf, était apparemment en bon état général, dysphonique, parfaitement conscient, stable sur le plan hémodynamique mais se plaignait d'une toux lors de l'ingestion de liquides ».

Toujours d'après le compte rendu opératoire, « il persiste une discrète crépitation neigeuse cervicale diffuse. On visualisa également 02 orifices cutanés cervicaux latéraux punctiformes propres. Celui de droite siège à la partie médiane de SCM (muscle sternocléidomastoïdien) tandis que celui de gauche se situe au niveau du 1/3 inférieur du SCM. L'équipe médicale décida d'une cervicotomie exploratrice. Sous anesthésie générale et intubation orotrachéale, elle réalisa une cervicotomie en cravate de KOCHER. L'incision inclut les 02 orifices entrée et sortie. »

Le Professeur Raymond poursuit son rapport et note au sujet du patient :

> « Le décollement du lambeau sous le muscle au voisinage des orifices du fait de l'inflammation et de la striction des SCM » ;

« L'ouverture de la gouttière jugulo-carotidienne droite permet de constater que l'agent vulnérant, après avoir traversé le muscle SCM droit, était passé au-dessus du muscle omohyoïdien, avait perforé l'œsophage cervical de part en part, sectionné le nerf vague gauche à hauteur du tubercule de chassaignac (6e vertèbre cervicale) la veine jugulaire interne était perforée- bouchée. »

Le compte rendu opératoire révèle la réalisation d'une ligature de la jugulaire interne gauche, une suture du X gauche, une toilette de la cavité.

Dr Diouf termina sa plaidoirie en précisant qu'au cours de l'exploration, les deux récurrents avaient été visualisés, suivis et respectés, ainsi que la fermeture en deux plans sous deux drains de Redon et la mise en place d'une sonde naso-œsophagienne d'alimentation.

Le docteur Raymond n'a jamais compris l'attitude de ce patient qu'il qualifie d'ingrat, d'ailleurs le lendemain du procès, à la « Une » des journaux, on retrouvait le titre : « le Procès de l'ingratitude ».

Le patient reconnaissant

Contrairement au patient problématique qui n'hésita pas à traîner son chirurgien au tribunal, ce malade très reconnaissant retint l'attention du docteur. Il conserva le souvenir de ce souffrant à qui, il avait fait une trachéotomie.

Cette intervention médicale, très ancienne, consistant en une ouverture de la trachée cervicale suivie de la mise en place d'une canule, occupe une place centrale dans le traitement des urgences respiratoires . Oto-rhino-laryngologie. Selon le Professeur, les spécialistes en ORL la réalisent bien souvent sous anesthésie locale. Cette technique doit être rigoureuse ; une dissection strictement médiane des muscles sous hyoïdiens, ouverture trachéale loin du cricoïde et du premier anneau sauf dans les cancers du larynx. Ainsi, le Professeur se rappela de ce malade âgé de cinquante ans et appartenant à l'ethnie sérère. Après la réussite de sa trachéotomie ayant abouti à une guérison partielle et avant même qu'il ne quittât l'hôpital Aristide Le Dantec, le trachéotomisé (malade) s'était résolu de suivre Dr Diouf au cours d'une matinée. Il marchait sur les pas de Raymond jusqu'au service de Chirurgie Générale, il le suivit encore jusqu'en dermatologie. Le chirurgien Diouf voyait la silhouette de son patient trachéotomisé, mais ignorait le mobile de filature de ce dernier. En allant vers l'ophtalmologie, le médecin s'arrêta et son patient le salua d'un geste timide, hochant la tête. Raymond lui répondit correctement. Puis le patient sortit de sa poche une pièce de 100 CFA qu'il offrit à son docteur mais celui-ci répétait obstinément : « Non, non, ce n'est pas la peine, tu peux la garder pour tes besoins. » d'un air triste, il regarda Raymond en pleurant. Un collègue du docteur qui passait par là dit en murmurant : « Docteur, il faut prendre la pièce ». Aussitôt, Raymond avait pris la pièce et compris sur les conseils de son homologue la nature reconnaissante et pure de ce geste du trachéotomisé. Après cette scène forte en émotion, le patient retourna silencieusement sur ces pas.

« Cette personne reconnaissante m'avait donnée ce qu'il avait au fond du cœur, c'était sincère, il était tout à fait le contraire du patient ingrat.

Le chirurgien sérère opère son cousin à plaisanterie

Docteur Raymond Baye Souma Diouf respecte énormément ses parents hal puular et croit profondément au bon cousinage qui lie les Sérères et ses cousins à plaisanterie. Durant sa carrière médicale, Professeur Raymond avait opéré un gros goitre à Aly Ba, un hal puular. Ce dernier, anxieux, soucieux avait des idées noires avant l'intervention chirurgicale.

Âgé de 60 ans, originaire du département de Podor, précisément du village de « Gadiobé », contrée de mon regretté beau-frère Amadou Seydou Ba.Le prévenant Aly Bâ suggéra par superstition au chirurgien sérère de toucher du doigt un peu de son sang quand il ferait l'acte chieurgical. Raymond remua sa tête en signe de désapprobation, le scientifique refusa catégoriquement. Le hal puular se tut sans aucune explication ni commentaire. Une fois que le chirurgien sérère réussit à enlever totalement le goitre, il rentra à sa demeure. Dès son arrivée il se dirigea vers la cuisine ; ce qui n'était pas dans ses habitudes. Voulant se rafraîchir avec de l'eau, le fils des Sœurs Religieuses prit un verre et subitement le verre se brisa. Les tessons le blessèrent, le sang jaillissait par jets. Dépassé par cette situation, le scientifique se souvint aussitôt des dires de son patient hal puular. Il passa le rôle de médecin à son épouse qui le soigna ce jour-là. Le lendemain comme à l'accoutumée, le Pr Diouf rendit visite à son cousin à plaisanterie pour vérifier si tout allait bien. Le ressortissant de « Gadiobé », lui dit avec empressement « Ah docteur, tu as vu ton sang hier ! » Raymond, avec la main enveloppée dans la bande gazée s'étonna de l'affirmation du Al puular devant ses étudiants stagiaires en médecine, il sourit et répondit : « Comment l'as-tu su ? ». L'esclave de Raymond réagit : « Nous sommes des « Gamous », c'est-à-dire des cousins à plaisanterie, je t'avais suggéré de toucher mon sang du doigt après que tu aies déchiré ma peau pour me soigner mais tu avais fermement refusé de suivre ma recommandation ».

« Si toutefois tu étais venu sans cette main bandée, j'aurais jeté à la poubelle les croyances de mes ancêtres. Saches que Sérères et hal puular sont de vrais « Gamous » qui ne doivent pas se faire du mal », dit son patient. Docteur Diouf le taquina, en lui disant que lorsqu' Aly Bâ était à la salle de réanimation, la première phrase qu'il avait laissé entendre en poular devant le staff médical c'était : « est-ce que mes bœufs, mes vaches ont bu hier ? » Le Docteur relança en riant : « Ont bu quoi ? ».

Pour montrer que tout ce qui préoccupait son malade hal puular, c'était son bétail. Aussitôt, le Professeur avait compris pourquoi son goitre avait duré aussi longtemps parce qu'il n'avait pas voulu se rendre à Dakar pour se faire soigner, car il privilégiait le bien-être de ses bêtes à sa santé. Ainsi, le soignant était persuadé que ce n'était pas par manque de moyens pécuniaires que le foutanké ne s'était pas soigner. En effet, il disposait de plusieurs « têtes de bœufs » qu'il pouvait vendre pour se payer des soins. Mais, comme il n'avait personne pour s'occuper de son troupeau, il avait trainé sa maladie. Raymond Diouf confesse que son cousin à plaisanterie n'était pas seul dans cette situation regrettable. Nombre de ses parents éleveurs sont parfois esclaves de leurs bêtes auxquelles ils accordent une grande importance au détriment de leur santé et de leur bien-être.

Comparant la passion de son sympathique patient aux aspirations de la jeune génération, Raymond Diouf pense que bientôt il n'y aura plus personne pour s'occuper de ces animaux domestiques, car les jeunes fréquentent les écoles, seules les personnes âgées ont toujours cette passion qui les conduit à suivre les bêtes partout, à exercer le noble métier de berger.

Docteur Raymond a profité de cet épisode pour lancer un appel à l'endroit de ses parents sérères et à toutes les ethnies ; « l'argent et les biens matériels permettent à l'être humain de vivre correctement quand on possède des animaux domestiques et qu'on souffre d'une maladie, il faut s'en servir pour se soigner et il ne faut pas être esclaves des animaux domestiques ou des champs ou encore de l'argent ».

Toujours au sujet du cousinage à plaisanterie, un autre intellectuel Saliou Bodian appartenant à l'ethnie diola soutient que ; « il y a un lien sacré entre les Sérères et les hal puular cela dénote encore une fois de l'importance des relations socioculturelles et confirme donc les relations étroites qui lient les différentes ethnies du Sénégal. Les Sérères et les hal puular ont cohabité pendant longtemps dans la vallée du fleuve Sénégal, au Nord du pays, d'où les ressemblances socio-culturelles ». Saliou Bodian apporte cet éclairage sur la question du cousinage : « Quand on convoque la discipline socio-culturelle, elle nous assure que les liens étroits que ces ethnies ont tissés sont comme des dogmes qui ont été imposés aux deux ethnies. Elles y veillent comme on veille à la prunelle de ses yeux, au point qu'elles ne souhaiteraient jamais que disparaissent ces liens multiséculaires ».

Par exemple, dans l'exercice de la fonction de médecin, c'est-à-dire dans la pratique, le professeur Raymond Diouf a vécu la réalité de cette expérience socio-culturelle. On a beau se doter d'un esprit cartésien, on a beau fréquenter l'école des Blancs, on finit par connaître certaines réalités. C'est dire qu'en Afrique, il y a des choses qu'on ne peut pas expliquer, des choses qui dépassent l'entendement et qui sont fortement liées à nos traditions. Quant au cousinage à plaisanterie, on peut dire qu'il a contribué à la consolidation de la paix intérieure et de la volonté commune de vivre ensemble des sénégalais. Il participe à l'équilibre du groupe et agrémente la vie sociale. Cela fait que jamais on ne verra un hal puular souffrir d'ostracisme chez les Sérères et vice-versa. Ce même cousinage est retrouvé aussi entre les Sérères et les Diolas. Dans nos curriculums, nous devons ainsi accorder une place à de telles réalités qui fondent notre stabilité sociale, et participent de notre humanisme au sens négro- africain du terme.

Le professeur reconnaît qu'à chaque fois qu'il recevait un patient Haal puular, il le taquinait en lui posant la question à savoir qui est « l'esclave de l'autre ? ». Avant le traitement médical, ses cousins hal puular n'acceptaient jamais d'être « les esclaves », se disant rois des Sérères. Mais après un traitement réussi et leur parfaite guérison, ils acceptaient d'inverser les statuts pour devenir les « esclaves » du Professeur sérère Raymond Diouf. Ce dernier prenait ainsi amicalement sa revanche sur ses cousins à plaisanterie.

De patiente à auteure

Après avoir suivi un long traitement avec la patiente, le Professeur Raymond Diouf a été marqué par cette personne. D'ailleurs, il la considère comme faisant partie des quatre patients qui ont le plus retenu son attention durant sa brillante carrière médicale. Cependant, lors de leur première rencontre, le Professeur reconnait qu'il n'avait ressenti rien de spécial chez cette dame qui fera tout par la suite pour capturer le récit de la vie du professeur et partager, traduire le fruits de ces échanges et recherche sur le professeur au grand public. Il faut noter que chez le médecin Raymond Diouf, tous les patients sont traités de la même manière et il fait tout pour observer la distance scientifique nécessaire pour assurer un traitement et un suivi objectif des malades et de leurs pathologies. Pour le professeur « C'était une patiente comme les autres qui est venue en consultation classique », reconnait le désormais retraité lors de ce premier entretient dans sa villa sise à Petit Mbao.

Une malade dotée du sens de la patience

Après trois consultations en neuf mois, l'attente a été longue avant que le Professeur rencontre de nouveau sa patiente. L'ancien Maître de Conférences Agrégé à l'Université de Ouagadougou en 1994 était tombé malade au début de la pandémie de la Covid 19 au Sénégal en mars 2020. Il a été aussi opéré du fait de problèmes vasculaires. Lors de la convalescence du Pr Diouf, son assistant Robert n'arrêtait pas de lui rappeler qu'il y avait une patiente qui le demandait et l'attendait avec impatience. « C'est quand je suis revenu, après un an, que je me suis rappelé qui c'était. C'est quand je l'ai revue que je me suis remémoré ce qu'elle avait en regardant dans les documents parce que j'avais un IPAD où je mettais tous les dossiers des malades », avoue le Professeur Raymond Diouf.

Du fait de sa croyance au Créateur et aux compétences de ses soignants, cette patiente a fini par attirer son attention. Concernant l'état de la patiente journaliste, après avoir sollicité et obtenu l'accord de cette dernière, le secret médical obligeant, Docteur Raymond indiqua que ceux qui ont ce genre d'allergies, des douleurs à la gorge et ayant eu une errance médicale, sont très anxieux. « Surtout chez des femmes intellectuelles qui ont lues beaucoup de choses en rapport avec la gorge et qui présentaient de signes alarmants. La première pensée de ces dernières se dirigeaient vers la maladie incurable. Et quand on pense à cela, il est difficile de s'en départir. » Connaissant tous les cancers de la sphère ORL, le professeur Raymond Diouf rassura sa patiente et lui demanda de respecter ses rendez-vous et de prendre correctement ses médicaments. En outre le fait qu'il lui disait que sa pathologie n'était peut-être pas liée à la maladie incurable contribua fortement à libérer psychologiquement la patiente.

Pour le spécialiste en ORL, beaucoup de médecins ont ce défaut : cacher la vérité aux patients alors qu'ils leur doivent la vérité. Même pour les enfants, il pense qu'il faut expliquer aux parents ce qu'ils ont avec pédagogie. Pour cela, il faut aussi que le médecin fasse le bon diagnostic et en cas de blocage ait l'humilité d'orienter le patient vers un autre plus compétent. « Quand on ne sait pas, il ne faut pas avoir honte de le dire au patient, on doit aussi lui suggérer d'autres références du milieu. Il n'y a rien de mal à ça », recommande Raymond Diouf aux acteurs de la santé et aux futurs médecins.

Une entière confiance entre la patiente et son traitant

Toujours, j'avais le turban au cou pour cacher ma lourde masse ganglionnaire, avec un amaigrissement inexpliqué. J'étais affaiblie !

Il m'était difficile de parler correctement à cause de la douleur que je ressentais à tout instant au niveau de mon larynx, mon régime alimentaire avait changé, mon état de santé se dégradait de jour en jour, mon long traitement médical inquiétait ma famille, mon conjoint, mes chers parents, beaux-parents, mes confrères, mes proches et mes chers voisins de la cité Keur Gorgui. Parmi ces voisins, Momar Thiam, Docteur communication, Mme Diallo Binta ma voisine d'en face, ma cousine Mme Awa Athia, ma grande sœur Mme Anta Fall et Mme Sylla, née Fatou Ndoye Fall. Cette dernière une voisine proche a été une des premières personnes à constater mon changement physique et m'avait conseillée d'aller voir un spécialiste en ORL pour me faire consulter.

Inquiets de me voir désemparés, témoin de ma déchéance physique et de la dégradation de mon état de santé lié à ma pathologie, mes parents ne savaient plus à quel saint se vouer.

Méconnaissable, j'étais devenue !

Lorsque le professeur Raymond Diouf me proscrit les échanges téléphoniques durant le traitement, ma famille, paniquée, me proposa de poursuivre mes traitements médicaux en Hollande auprès, de mon tendre petite sœur Aminata Diao dite « ta Collé »

Malgré ma nouvelle vie de malade, je ressentais une amélioration de mon état de santé suite au suivi du traitement préconisé par le professeur Diouf,

je ne souhaitais pas de m'exiler médicalement sur les terres néerlandaises où vivent mes nièces jumelles, Joker Mariama et Mame Awa Annie Holswilder, mes neveux Pape Momar et lamine Diao et mes chers parents hollandais. Néanmoins, ma famille n'arrêtait pas de s'inquiéter, un jour je reçus la visite d'Amadou Kane Diallo, un membre de ma belle-famille qui finit par me convaincre après maintes argumentations qu'il était important voire nécessaire que je me rende en Hollande pour me soigner. Ironie du sort ! À partir du 9 mars 2020, alors que je m'apprêtais à voyager vers l'Europe, les frontières aériennes furent fermées, les visas non accordés à cause du Covid-19, c'était la pandémie.

J'avais cependant confiance aux traitements préconisés par mes médecins ; le professeur Raymond, le Docteur Sylla, la vaillante Sage- Femme d'Etat, Marie Séne Ndir Dieng et ma douce et pleine d'attention Dr Isabelle Cabou, Lauréat de la faculté de Médecine de Paris, cette rigoureuse Hépato-Gastro Entérologue, une docteure attentionnée plus stressée que sa patiente avait résolu mon problème gastrique, qu'elle avait suivi de très près sans pour autant compter sur les analyses médicales fiables et approfondies, de la structure sanitaire du médecin biologiste Tidiane Siby.

J'ai aussi bénéficié de prières ardentes de la part du maître coranique Serigne Hamidou Sow leader du daara Serigne Babacar Sy à Fass Delorme. Serigne Hamidou Sow a été formé au Foyer religieux de l'illustre homme de Dieu Serigne Mamour Ndiaye dans la ville de Saint-Louis. L'homme de Ndar Gedj se dévouait pour l'enseignement du

Saint Coran se référant aux valeurs de Serigne Babacar Sy Malick.

Un dignitaire de Barkédji Kaw Aly Sow, tradipraticien de son état m'a soutenu dans cette épreuve, il m'avait procuré des bains à base de plantes naturels qui ont participés à mon rétablissement. Je recevais aussi des visites hebdomadaires d'Abdou Fatah Mbacké, fils de Serigne Djily Mbacké petit fils de Serigne Modou Bousso Dieng Mbacké et arrière-petit-fils de Serigne Fallou Mbacké.

Me revoilà encore plus que jamais déterminée à mener ce combat pour ma guérison sur mes terres sénégalaises car tout espoir de voyager avait été abrogé par la Covid 19. J'avais décidée de rester au pays.

Le Professeur Raymond Diouf estime qu'en matière de maladie et de traitement, la première des choses est de croire au médecin traitant et d'avoir la conviction qu'on peut guérir. Ma détermination sans faille rappelait à l'ancien médecin résidant de l'Institut Gustave Roussy (Villejuif-France) le cas d'un étudiant qu'il eut à traiter des années auparavant. Ce dernier avait le cancer de l'hypopharynx, l'un des cancers les plus redoutables en ORL, mais malgré cela, il avait confiance en son médecin traitant. C'est en ces termes que le Professeur explique ce cancer :

> « LE CANCER DE L'HYPOPHARYNX, c'est le cancer le plus fréquent dans notre service. C'est également l'un des plus redoutables. Le profil de ce cancer au Sénégal est très particulier. Il survient le plus souvent chez la femme (58 % des cas), le jeune (30 ans en moyenne). L'anamnèse ne retrouve que rarement la notion d'intoxication alcoolo-tabagique. S'il est vrai que la dysphagie est presque toujours présente à l'admission (98), l'existence

> d'une dyspnée laryngée traduisant un envahissement de la filière respiratoire est une autre particularité. La localisation la plus fréquente est la paroi postérieure souvent étendue, vers le bas, à la bouche de l'œsophage justifiant les gastrostomies d'alimentation que les spécialistes réalisent. Le traitement de ce cancer à visée curative est naturellement limité. La plupart de leurs patients sont décédés dans les 3 ans qui ont suivi le diagnostic initial malgré quelques tentatives de pharyngo laryngectomie totales circulaires suivies d'irradiation. »

La première fois que le Docteur a rencontré cet étudiant qui souffrait du cancer de l'hypopharynx, il lui a proposé un traitement symptomatique parce que, reconnait-il, il n'avait jamais vu quelqu'un qui avait ce type de cancer avancé et qui avait vécu plus d'un an. « Je lui ai expliqué et l'étudiant m'a dit : Docteur, je ferai mon mémoire. On a fait la radiothérapie pour diminuer les douleurs, même si j'étais convaincu que cela ne servirait pas à grand-chose. Au bout d'un moment, il ne pouvait plus manger ; on lui avait fait une gastrotomie, un tube pour pouvoir s'alimenter. Quelque temps après, il est revenu en consultation pour me dire : « Docteur, il faut m'enlever cela ». Le Professeur Raymond Diouf, ébahi, lui demanda comment il allait faire pour manger. L'étudiant répondit : « Maintenant, je mange par la bouche ». « On lui a enlevé le tube, et refait l'endoscopie et on n'a pas vu grand-chose. Il était en voie de guérison. L'étudiant en médecine a fait son mémoire. Il est décédé, cinq ans après. C'est la première fois que je voyais quelqu'un qui avait ce cancer se faire traiter seulement par radiothérapie conventionnelle qui n'existait alors qu'à l'Hôpital Principal de Dakar. »

« À l'image de cet étudiant courageux et déterminé à se battre pour vivre, Aïssatou Diao Kane a aussi eu foi au Tout-Puissant et en son médecin pour guérir. Depuis sa guérison, une relation d'amitié et de travail s'est nouée entre nous ; mon assistant Robert Wally Faye, ladite patiente et moi ». Le professeur poursuit ses propos « À la veille du mariage de mon unique fille Françoise Daba Diouf, Madame Kane, accompagnée d'une forte délégation constituée de ses parents, de son regretté grand frère Pape Malick Diao,sa cousine Maréme Lam dit Mes, de sa fidèle amie Madame Ndiaye née Ndèye Siga Sakho et ses chères nièces Racky Dème, Fatou Kiné Badiane, Ndéye Codou Ndao, Marième Soda Niang, Amy Sy et Adja Fatou Lam Sy était venue à la maison », dit fièrement le natif de Boyard avant d'ajouter que sa patiente est devenue « une sœur », un membre de la famille Diouf.

Le 14 mai 2021 jour de la réception de sa fille aimée ; Françoise Daba Diouf reste une date mémorable pour le père de famille. La cérémonie de réception eut lieu dans la salle Saint Christophe de Dakar, mes filles Adja Khady Hane et Oumoul Khaïry Kane qui ont fréquenté le Collège Sacré-Cœur de Dakar, en même temps que la mariée, étaient présentes ce soir-là. Ont également assisté au soir de la cérémonie de réception mes nièces, Ndèye Khady Ndao, Ndèye Assiétou Hane, Fatou Lam dite Mimi, Adja Fatou Kâ Sy, originaire du Boundou, Khady Guissé de Ndioum et madame Mohamed Ly, née Marie Diallo Sy.

Compte tenu de l'amitié qui lie le médecin soignant à madame Kane, la blouse blanche prodiguait des conseils à au fils adoptif de celle-ci et étudiant en médecine ; Mamadou Lamine Diallo, fils biologique de ma regrettée cousine Ndèye Coura Lo. Lamine avait l'habitude d'accompagner sa chère maman les jeudis lors de ses rendez-vous avec le médecin, c'est là qu'il avait rencontré le Professeur Raymond.

Revenant sur le parcours de l'homme de médecine lors d'entretiens, Madame Kane, qui fait partie des quatre patients ayant le plus marqué Docteur Raymond Diouf, a décidé d'écrire sur la vie et l'œuvre du fils de Boyard.

Dr Diouf pense qu'il est important que cette modeste dame partage son dur combat avec le public tout en contribuant à faire connaitre le travail des médecins. Précisons que les acteurs de la santé ont comme mission de soigner, mais ils doivent savoir que c'est Dieu qui guérit…

L'importance de l'interrogatoire clinique

Par ailleurs, concernant les défis des structures sanitaires, le Professeur Raymond Diouf reconnait que l'accueil dans les hôpitaux publics est à revoir. Il ne pense pas que l'accueil, à la porte des structures sanitaires, fait partie du dispositif de prise en charge médicale. Le bon accueil contribue déjà à soulager le malade de même que l'approche psychologique. Ce n'est pas pour rien que le dossier des malades commence par l'interrogatoire qui est le premier contact avec le patient. L'ancien Interne des Hôpitaux de Dakar, de janvier 1981 à octobre 1985, constate que beaucoup de médecins négligent cet interrogatoire. Voulant vite en finir avec la consultation pour recevoir le plus de malades possible et ainsi empocher plus d'argent.

> « Il ne faut pas bâcler l'interrogatoire. Il faut que le malade ait confiance en vous. Après l'interrogatoire, vous devez connaitre le niveau intellectuel du malade. Cela permet de savoir ce qu'il peut comprendre et ce qu'il ne pourra pas comprendre. Vous devez avoir une idée de sa maladie avant de le toucher ».

Le Professeur Raymond Diouf indique que c'est après cet échange qu'il faut expliquer au malade ce qu'on compte faire, parce que le patient a souvent peur. Tout examen doit être justifié. Ainsi, il abhorre cette méthode de certains médecins qui ont une liste préfabriquée d'examens ou d'ordonnances à payer.

Vigilance dans l'interrogatoire clinique, surtout avec les femmes !

Les questions relatives aux interrogatoires sont cruciales. Dans les interrogatoires, surtout chez les femmes qui cachent beaucoup de choses comme leur âge, le médecin se heurte à de réelles difficultés. En effet, lorsqu'on ne donne pas toutes les informations dans cet exercice, le diagnostic peut être faussé. Le soignant pense qu'il faut insister sur l'importance de la manière dont doit se dérouler cet examen qui englobe beaucoup de choses.

Le Professeur Raymond reconnait l'importance capitale de l'interrogatoire qui renseigne sur beaucoup de choses. Si le malade ne dit pas la vérité, retranche des informations, le médecin est devant une situation où il faut savoir reprendre cette enquête plusieurs fois ; ce qui astreint le soignant à un travail harassant. Parfois, le patient se demande pourquoi le docteur lui pose toujours les mêmes questions et finit par s'énerver. Si le médecin répète les mêmes questions, c'est qu'il ne veut pas être induit en erreur. Aussi, l'interrogatoire faussé peut se répercuter sur les hypothèses du diagnostic final.

Après cette enquête médicale, le soignant a en tête certaines hypothèses de diagnostic. Par exemple, parfois, un patient arrive et cherche à minimiser sa maladie en disant que celle-ci n'a duré que trois jours, alors qu'en réalité, c'est depuis des années qu'il souffre. Cette information erronée change tout, car un malade qui souffre d'une tumeur, d'une thyroïde depuis des années est différent d'un autre qui traine une thyroïde depuis juste 2 mois.

Quand un individu traine depuis 20 ans une thyroïde et que tout d'un coup, celle-ci augmente de volume, cela signifie quelque chose. Ce cas de thyroïde est différent d'une thyroïde de 2 mois qui a atteint le même volume.

Par conséquent, le patient doit dire la vérité au soignant qui doit aussi tenir compte du piège diagnostic. Il faut savoir déjouer ce genre de pièges en ne se basant pas que sur l'interrogatoire. C'est ce qui fait dire au Professeur qu'il existe dans l'examen l'inspection, la palpation, la percussion, etc.

C'est après cette consultation que le traitant doit demander à son patient des examens complémentaires, car il recherche une pathologie bien déterminée. Il ne doit pas demander la radiographie des poumons pour le simple plaisir de la demander ; ce qui fait perdre de l'argent si le médecin ne cherche rien. Voilà pourquoi un malade doit toujours être sincère. Au cours de cet examen, le médecin adopte la posture et les réflexes du policier ; c'est pour cela qu'on le qualifie dans certains cas, d'interrogatoire policier.

Internet, une tendance actuelle

En tant qu'important moteur de recherches, Google est utilisé par beaucoup pour l'accès à l'information. Beaucoup de patients ont l'habitude de se rabattre sur Google, après avoir consulté un acteur de la santé qui leur prescrit une ordonnance. Ils surfent sur ce moteur de recherche pour déterminer, eux-mêmes, le type de maladie dont il souffre.

Selon le professeur, cette information est utile mais elle peut être dangereuse, parce que Google peut dire des choses vraies mais aussi des choses incomplètes. « On prescrit un traitement à un malade. Ce dernier disposait de la notice dans la boite du médicament et sur Google en général on lui livre des données incomplètes, parfois même erronées sur ce même médicament. Il est donc préférable que le patient fasse des contre-visites pour avoir une notion sur sa maladie au cas où le docteur ne lui aurait pas assez expliqué. Il faut savoir vraiment distinguer le vrai du faux », souligne le

Professeur. Pour lui, quand des complications se présentent, il faut aller voir son soignant et lui exposer ses soucis de santé et non se fier uniquement à internet.

De l'avis du Docteur Raymond, il n'est pas mauvais de consulter Google, mais il faut être prudent et avoir confiance en son médecin. Par exemple, un malade qui a mal à la gorge et à qui le traitant prescrit des médicaments pour les maux d'estomac, peut aller s'orienter vers Google. Lorsqu'il regarde le médicament de l'estomac, il verra que cela soigne l'ulcère. Il dira que le médecin se moque de lui, alors qu'il ignore que c'est la maladie de l'estomac qui a une conséquence au niveau de sa gorge. Une telle information n'est pas disponible sur les moteurs de recherches parce qu'il faut qu'il aille voir la page de la physiopathologie de sa maladie pour aboutir à la vérité. Malheureusement, il ne procède pas à la physiopathologie : il ne s'arrête qu'au médicament.

Le Professeur en a profité pour prodiguer des conseils aux patients. Pour lui, le patient ne doit pas avoir peur de poser des questions à son soignant ; ce dernier doit obligatoirement bien expliquer au souffrant. S'il ne comprend pas, le médecin doit insister sur les réponses. Il doit écrire lisiblement les ordonnances. Si le patient n'arrive pas à lire son ordonnance, avant de quitter le bureau, il doit demander au médecin de la réécrire lisiblement. Une telle requête est loin d'être un affront, mais elle est une obligation.

Avant, les gens pensaient que le médecin doit écrire comme il l'entend. Le prof n'est pas de cet avis. Pour lui, l'acteur de santé doit bien écrire ; il n'est pas obligé d'être comme un artiste dont le message est à décrypter. Mais il doit écrire lisiblement et être accessible surtout quand une urgence est signalée. Pour le Professeur Raymond, l'agent de santé doit être un humaniste, un homme accessible.

Viatique du Professeur à la jeunesse

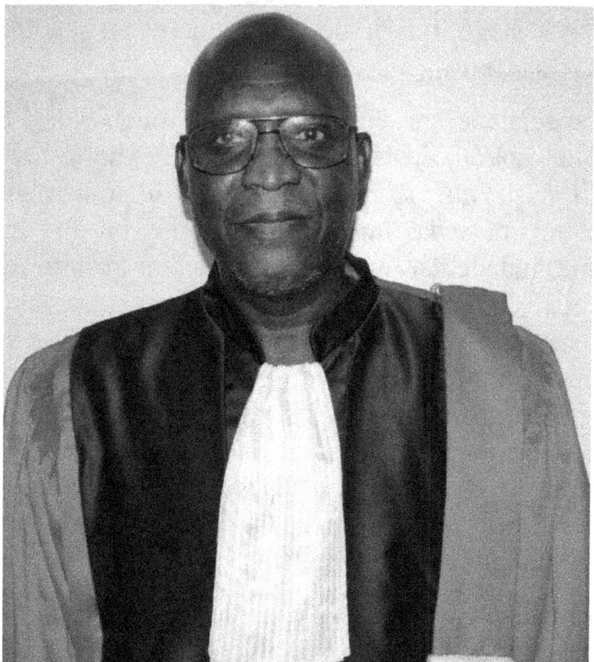

Raymond Diouf, professeur titulaire de classe exceptionnelle en médecine

Un bon enseignant est une personne généreuse voulant que ses élèves fassent aussi bien sinon mieux que lui dans leur carrière. Le Professeur

Raymond Diouf a tenu à adresser quelques conseils à ses étudiants mais globalement à tous les jeunes du pays. Il leur demande de savoir que le travail n'est pas une course de vitesse, d'éviter d'être pressés dès le début de leur formation. Pour lui, un étudiant sans patience et qui n'est intéressé que par les notes peut être tenté par la tricherie. Deuxième conseil : la pratique via le stage est essentielle. « La médecine est différente des autres métiers où on peut faire des cours en ligne et que de la théorie. Un médecin sans pratique ne sera jamais un bon médecin. Il faut pratiquer. On ne peut étudier de la première à la septième année sans stage, ouvrir des bouquins et aller soigner un malade », alerte-t-il.

Le spécialiste en enseignement Clinique et Pratique opératoire aux étudiants du CES d'ORL exhorte les jeunes à savoir aussi que la médecine, c'est le traitement d'un malade qui n'est pas un instrument mais un être humain. « Chaque malade est unique. La médecine restera toujours identique. On a beau inventer des robots, ils ne remplaceront pas les médecins. Les examens complémentaires ne remplaceront jamais le médecin. Il faut faire l'interrogatoire, l'examen physique, inspecter, palper, ausculter et parfois percuter, etc. Ce sont des gestes immuables, quelles que soient les machines sophistiquées qu'on aura à notre disposition. Cela s'apprend au départ. Il faut de l'humanisme », insiste-t-il.

Se souvenant des conseils d'un de ses maîtres, il rappelle aux jeunes médecins : « pour apprendre à opérer, il faut cinq ans, pour apprendre quand opérer il faut encore 5 ans, c'est-à-dire 10 ans. Mais pour apprendre à savoir quand il ne faut pas opérer, le plus difficile, il faut encore 5 ans, c'est-à-dire 15 ans.

Il faut tenir compte des contre-indications relatives et absolues ; cela est important chez les médecins qui opèrent les patients tout de suite alors qu'il ne le fallait pas. » Il est d'avis qu'aucune intervention chirurgicale n'est facile ni banale ; l'opération peut s'avérer dangereuse si elle n'est pas bien faite. Constatant la course effrénée aux richesses dans tous les métiers, la médecine ne faisant pas exception, Raymond Diouf pense qu'il faut mériter l'argent. Pour cela, il faut chercher à être compétent. Il aime dire : « Quand vous êtes compétent, l'argent vous cherche mais quand vous êtes incompétent, l'argent vous fuit ».

Le professeur recommande de s'instruire toujours, car avec la science, la vérité d'aujourd'hui, n'est pas forcément celle du lendemain. La science qui n'est pas exacte, elle évolue très vite. C'est pour cela, note le professeur, que quand on est universitaire, il faut obligatoirement participer aux rencontres scientifiques, faire des recherches, publier des travaux, accepter la contradiction, sinon, on est rapidement dépassé par le progrès. Comme le disait le Pr Birame Diop, « Quand on est médecin dans un village et qu'on ne fait plus de recherches, qu'on ne participe pas à de rencontres médicales comme les congrès, pendant cinq années, on devient un « dignitaire » dangereux. Les autres notables disent ce qu'ils connaissent, alors que le médecin ne connait plus rien. Ce que débite ce médecin n'existe plus ».

Par exemple, le paludisme est un cas très simple ; il a été traité par la nivaquine. À l'heure actuelle, quel acteur de santé ose prescrire ce médicament ? C'est dangereux : la nivaquine ne soigne plus, il comporte beaucoup d'inconvénients. Ce médicament a fait beaucoup de dégâts bien qu'il ait réussi à sauver des malades.

La famille étant importante pour la sérénité de toute personne, l'ancien chirurgien, cancérologue, résident à l'Institut Gustave Roussy Villejuif-France en 1984 (Université de Paris XI) invite aux jeunes d'accorder du temps à leurs proches, notamment leurs enfants et leurs épouses. Il se rappelle que quand il était interne à l'hôpital Aristide le Dantec, il habitait avec sa courageuse épouse. Son Raymond, qui rentrait tard à la maison, la trouvait souvent en train de dormir. Et quand il repartait très tôt le matin pour les besoins de ses engagements professionnels, elle n'était pas encore réveillée. C'était pareil pour son fils aîné, Jean Yves Maliam Diouf devenu un médecin généraliste qui se spécialise en anatomie- cytologie-Pathologique.

Un des plus grands regrets du chef de famille Raymond Diouf durant cette absence est qu'un jour, alors qu'il était encore couché dans sa chambre, il entendit son petit enfant Jean Yves demander à sa maman : « Quand est-ce -que mon papa va revenir de son voyage ? » Cette remarque l'avait bouleversé. « J'étais là, mais quand je rentrais, mon fils dormait. Jean Yves me voyait rarement. Il faut consacrer du temps à sa famille », conseilla le professeur.

En outre, il prévient les jeunes médecins : « quand on est jeune chirurgien, à l'aube de sa carrière médicale, on est fougueux, et on croit qu'on est indestructible.

On pense aussi qu'on peut tout faire et on ne cherche pas à prévenir les maladies, par exemple ». Dr Raymond qui quittait son domicile très tôt et rentrait tard le soir en sait quelque chose.

Certains jeunes médecins n'attachent pas beaucoup d'importance à leur alimentation. Ils se contentent d'un verre de café ou d'autres excitants pour se doper et être en forme, tant, ils ont la passion du travail. Ils ne respectent pas les heures de repas, leurs régimes alimentaires sont déséquilibrés et irréguliers et cela aura des conséquences néfastes sur l'organisme tôt ou tard. Le médecin à la retraite pense que cela fait partie des éléments qui font que certains médecins vieillissent très tôt. Avec tout le stress qu'ils ont vécu, beaucoup de médecins déclinent très vite une fois à la retraite s'ils ne sont pas terrassés par des maladies. D'ailleurs, la Covid a emporté beaucoup de blouses blanches dont des doyens, des Professeurs en médecine.

Le Professeur Raymond Diouf prodigue des conseils aux jeunes et futures médecins :

> « Les jeunes soignants doivent faire attention. Il faut qu'ils sachent gérer leur vie quotidienne, écouter leur corps, avoir l'habitude de se faire consulter à temps auprès de leurs pairs spécialistes dans le domaine concerné par leurs pathologies. Les médecins doivent, en outre, éviter l'automédication. Parfois, le malheur en est qu'en consultant leurs collègues soignants, certains médecins minimisent leurs symptômes. »

Ces conseils s'adressent aussi aux enseignants qui connaissent le même rythme de travail, et sont soumis aux mêmes contraintes que les médecins.

> « Les soldats du savoir doivent aussi se ménager en faisant preuve d'une bonne prise en charge de leur santé, de leur hygiène de vie et de leur carrière ».

Le formateur exhorte aussi les jeunes à utiliser l'argent gagné à bon escient et à tout faire pour ne pas aller à la retraite sans avoir un toit. Partir en retraite sans disposer de sa propre maison est, selon lui, « une catastrophe »

Raymond approuve la rénovation de l'hôpital Aristide LEDANTEC

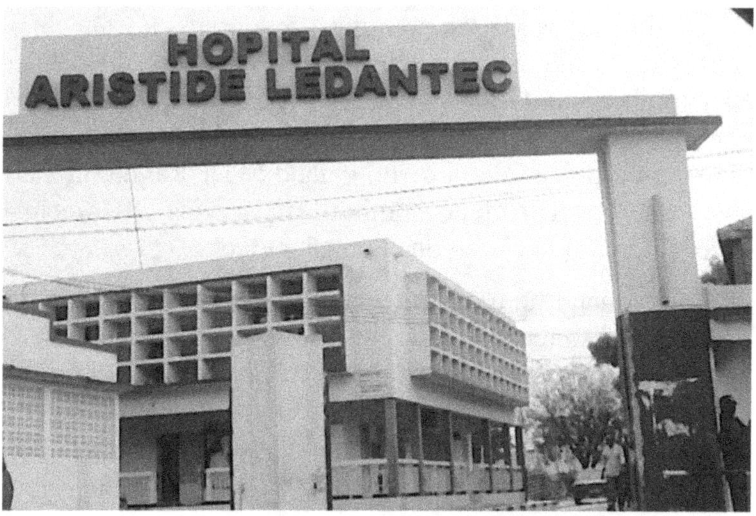

Hôpital créé en 1912, successivement appelé Hôpital indigènes, Hôpital des Noirs, Hôpital Central, qui prit son nom en 1932 par le biais de Aristide Le Dantec, médecin Major de 2e classe des troupes coloniales

Le bâtiment qui abrite le service ORL de l'hôpital Le Dantec a été expertisé depuis 1992. La conclusion que le chirurgien en ORL a retenue, est que le Service devait être détruit du fait qu'il y avait une faille géologique qui allait de l'hôpital au palais de justice. La faille passait par le pavillon spécial de l'hôpital (service de l'administration pénitentiaire qui sert à interner des prisonniers malades), par le service ORL et se terminait par le service de Chirurgie Infantile. Déjà, en 1992, ce mur-là s'était effondré.

Pour bien prouver que le bâtiment n'était plus fonctionnel, lézardé, détérioré, voire même très vétuste, le médecin avoue que parfois, il arrivait le matin et avait d'énormes difficultés pour ouvrir la porte de son bureau. Une autre preuve de la vétusté du bâtiment : un jour, le chirurgien Raymond, en pleine opération, le scialytique, c'est-à-dire la grosse lampe qui est au-dessus des têtes des chirurgiens pour éclairer leur opération, s'était cassée et était tombée sur la tête du sauveur de vie et celle de ses aides-soignants. D'ailleurs, l'aide-soignant avait une blessure au niveau de la main. Quand le Dr Raymond s'en était ouvert au Directeur Admiratif du Service ORL, celui-ci considérait que c'était un simple incident !

Ainsi, quand on a annoncé via les médias le transfert de l'hôpital le Dantec et que des citoyens s'insurgeaient contre la décision, l'ancien interne des hôpitaux s'est dit que les gens ne comprennent pas ce qui se passe réellement dans cet hôpital. Le Professeur Raymond Diouf tranche que cette structure hospitalière devrait être rasée depuis très longtemps.

Troisième partie

Raymond Baye Souma Diouf, moulu dans sa tradition

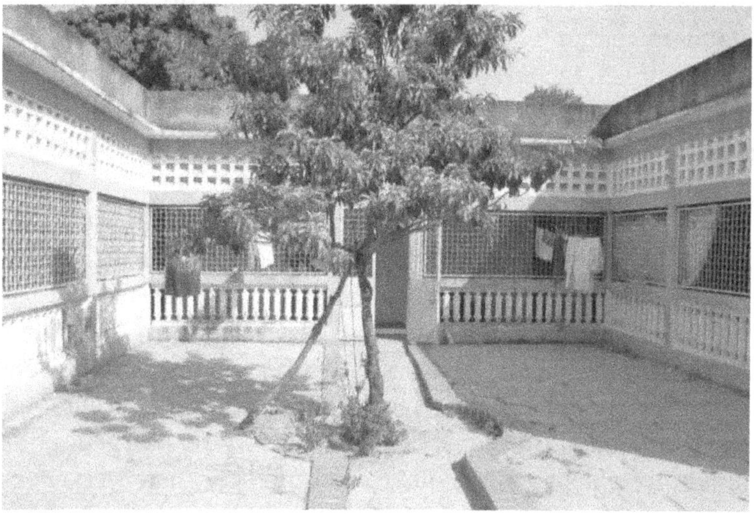

La maison du Professeur Raymond à Boyard Ndiodiom

« Le Sérère ne dit rien sans fondement », nous révéla le Professeur Raymond Diouf, durant un de nos nombreux entretiens. Cela est toujours avéré. Pour le corroborer, il raconte une anecdote sur son expérience. Quand il est arrivé en ORL, il avait des urgences sur les corps étrangers. Souvent, il arrive qu'un enfant qui mange en parlant d'avaler de travers une arête de poisson : s'il peut tousser pour rejeter le corps étranger, l'arête, ou que les médecins réussissent à l'extirper, il peut s'en sortir. Cependant, quand le corps étranger reste dans le larynx, l'enfant peut facilement étouffer, si cela passe au niveau de la tranchée. Mais, quand le corps étranger passe dans les bronches, dans la plupart des cas médicaux inaperçus, le poumon de cet enfant sera détruit, et on aura une pneumopathie. Cet exemple suffit largement pour démontrer que la culture sérère a raison d'interdire à l'enfant qui mange de parler pour éviter ces drames.

C'est cette habitude héritée de l'éducation sérère qui l'a suivi depuis son enfance et pendant toute sa vie professionnelle qui forge sa personnalité. Alors qu'il était stagiaire en médecine en France, un de ses amis et condisciples raconte que Raymond, bien moulu dans sa tradition sérère était conscient de sa modeste origine. Un jour, il demandait au natif de Boyard d'aller découvrir un restaurant huppé se situant à la Tour Effel. Le jeune Sérère était prêt à manger dans ce restaurant à condition d'avoir une idée du coût des repas. Le lendemain, son ami le renseignait sur les prix exorbitants de ce restaurant de luxe qui en vérité n'était pas destiné aux stagiaires. Raymond répondit : « Avec de tels prix, je renonce car je ne pourrais jamais raconter à mes parents de Boyard que Raymond Baye Souma Diouf a payé cette forte somme d'argent pour le simple plaisir de se nourrir avec un seul plat », narre un de ses proches.

Ainsi, il avait renoncé à cette sortie proposée par son ami et proche pensant fortement aux conditions de vie de ses parents laissés au village. Il a voulu être le plus proche possible des traditions qu'ils lui ont léguées. Raymond n'a jamais voulu se perdre dans les méandres de la modernité et d'une vie de luxe. Son attachement à son patrimoine culturel et à ses origines n'est plus à démontrer. La communauté à laquelle il appartient doit être fière de sa posture d'intellectuel certes ouvert à la modernité mais très enraciné dans ses valeurs de civilisation.

Il était ainsi incompris de certains de ses pairs et de ses malades qu'on lui recommandait. À ces derniers, il leur fixait un rendez-vous médical à 7 heures précises avant qu'il ne soit 8 heures, l'heure à laquelle il devait être impérativement au bloc pour opérer les malades atteints d'une pathologie. Ces patients venaient le plus souvent après 8 heures, considérant qu'à 7 heures Docteur Raymond ne se trouverait pas au Centre Hospitalier Aristide le Dantec où il servait. Dans cette situation, le Docteur n'avait jamais hésité à les renvoyer avec leur douleur pour un prochain rendez-vous. De ce fait, on le traitait de méchant en ignorant qu'il était formaté, dès sa tendre enfance, pour être assidu, rigoureux et vigilant.

Il tenait ce caractère de son éducation de base et de son environnement : ses études dans le privé catholique, son oncle militaire Ndigue Ndong et les Frères prêtres de Joal. Un jour, le jeune Raymond fut énervé par cette pratique de l'oncle qui voulait qu'il soit toujours matinal, et bouda. Son oncle lui fit savoir ceci :

> « Toi, Raymond, tu es différent de mes propres enfants. Toi, tu m'appartiens, si je le désire, je te vends ! »

C'était pour lui montrer sa culture sérère qui privilégie le matriarcat. Dans l'ancienne société sérère, l'oncle avait droit de vie et de mort sur son neveu. Le révolté Raymond Diouf, à cause de son immaturité, disait que l'oncle Seeck ne l'aimait pas, parce qu'il le faisait beaucoup travailler ; il faisait paître les vaches sous le regard vigilant du jeune Raymond accompagné de son cousin et complice Antoine Ngor Ndong, fils aîné de l'oncle Ndigue. Ils ont appris ensemble à s'occuper des chevaux, et à cultiver les champs légués par leurs ancêtres. À une semaine de la fin des vacances, Raymond retournait, accompagné de ses trois sœurs, chez les religieuses, à Joal. Il reconnaît sa dette envers les Sœurs et Frères qui ont fait de lui ce qu'il est. C'est pourquoi, il apporte cette précision :

> « Mon éducation religieuse était assurée par les Sœurs de la Congrégation de Saint Thomas de Villeneuve ».

L'autre école qui a permis à Raymond de façonner sa personnalité est celle de l'arbre à palabres que tenaient ses oncles maternels dans leur vaste demeure nichée au cœur de Boyard Ndiodiom et au seuil des concessions familiales sur un remarquable tronc d'arbre couché, servant de banc public. C'est le repère du royaume d'enfance de l'éminent Professeur Raymond Diouf.

Quand arrivaient les vacances, le jeune Raymond retournait auprès de sa famille maternelle où ses oncles commencèrent à lui apprendre la vie et à devenir homme. Il était primordial de savoir comment travailler dans les champs et comment se comporter pour percer les mystères de la nature. Cette nature partout présente dans ce milieu rural et qui parle aux sages sachant l'écouter. Raymond n'est pas seulement forgé dans les traditions ancestrales, il l'était fortement aussi dans les valeurs chrétiennes.

Raymond, chrétien catholique

Professeur Raymond Diouf est un Sérère qui a été élevé dans un univers chrétien catholique. Malgré sa dimension scientifique, il s'est consacré à la religion chrétienne. Il nous fait part ici de ses deux séjours aux lieux saints de la chrétienté :

« Pour le pèlerinage aux lieux saints de la chrétienté, Rome n'en est qu'une des nombreuses étapes ; c'est en Israël que réellement le pèlerinage se passe, pour moi. On va de Bethléem où est né Jésus Christ, puis on se dirige vers Nazareth où il a grandi. C'est à Jérusalem que Jésus a été crucifié. C'est par Jéricho que les israélites sont entrés dans la Palestine quand ils ont quitté l'Égypte. Ils ont fait quarante ans dans le désert pour s'aguerrir, puis ils sont rentrés par Jéricho. Les pèlerins séjournent pendant une quinzaine de jours en Israël. Ils vont à Rome parce que c'est le lieu où est mort Saint-Pierre ; c'est lui le pilier de l'Église. C'est à lui que Jésus avait dit :

> « Tu es Pierre et sur cette pierre je bâtirai mon église. C'est Saint-Pierre qui avait renié Jésus trois fois quand on l'a attrapé pour le tuer. »

Toujours au sujet du pèlerinage, Raymond poursuit :

> « Jésus lui avait dit que tu me renieras trois fois et il lui a répondu que cela n'était pas possible. Et

quand on a attrapé Jésus, quand il a été trahi par Judas, c'est Saint-Pierre qui a sorti une épée et qui a coupé l'oreille d'un soldat, et Jésus de lui signifier qu'il devait ranger son épée, et que celui qui se sert de l'épée périra par l'épée. »

Poursuivant le récit sur la crucifixion, Raymond rapporte les propos de Jésus : « ce jour-là, ce qui doit s'accomplir s'accomplira. Si je ne voulais pas que cela s'accomplisse, Mon Père aurait envoyé des anges. »

La tendre Laurisse Sanou Diouf

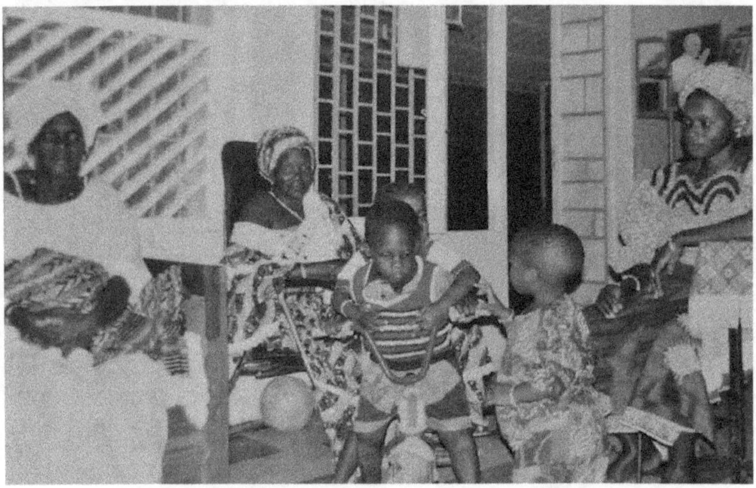

Femme assise au milieu : Laurisse Sanou Diouf (Tante du côté paternel de Raymond)

Se rappelant les liens avec sa famille paternelle, Raymond a une pensée pieuse pour sa regrettée tante Laurisse Sanou Diouf. Lorsqu'il était encore enfant, cette dernière était la seule femme du côté de sa famille paternelle. Elle s'était réellement attachée à Raymond et à ses sœurs. Tante Laurisse Diouf se souciait du sort de la famille de son petit-frère Hamad Marcel Diouf. Chaque hivernage, lorsque la famille Diouf venait en vacances chez l'oncle Georges Ndigue Ndong, elle quittait son village Loulay qui se trouve à côté de Loul Sessène pour venir passer la journée avec son neveu et ses nièces à Boyard-Ndiodiom. En guise de cadeau, elle offrait particulièrement à Raymond un pagne traditionnel sérère qui lui servait de couverture. Ce pagne est un symbole dans la culture sérère et on ne l'offre qu'aux membres chers de sa famille.

En milieu sérère, ces pagnes traditionnels cheminent avec les êtres vivants, de la naissance à la mort, en passant par le baptême, la circoncision, moment d'initiation pour les hommes, le mariage pour les femmes, etc. À chacune de ces étapes de la vie, le Sérère utilise ce pagne pas seulement comme tissu de couverture ou habits d'apparat, mais comme un objet symbolique et même mystique servant à la protection. Ce pagne rappelle le lien sacré entre l'Homme qui le reçoit et sa famille. Tante Laurisse ne se limitait pas au pagne ; elle apportait aussi des poulets aux vacanciers. Raymond avait des relations très étroites avec sa tante.

En retour, Raymond rendait visite à sa tante paternelle dans le village voisin où elle vivait avec son mari pour lui cultiver son champ. Il était toujours fier de rendre service à sa tante Laurisse. Comme l'homme n'oublie jamais ses souvenirs d'enfance, Docteur Raymond garde toujours sa tante dans son cœur. Quand Laurisse a perdu son mari, elle était revenue habiter chez un de ses grands frères. Mais, quand son Raymond Diouf avait fini de construire sa maison à Boyard, il l'avait récupérée en lui disant : « Ici, c'est ton domicile ! Tant que tu seras vivante, tu y habiteras. » Mais avec le poids de l'âge, elle a déménagé chez son unique fille, Marie Brigitte Diaré. Raymond l'avait comprise, aimée et supportée jusqu'à sa disparition, le mercredi 3 février 2021. Malheureusement, son cher Raymond, unique garçon de la famille Diouf, n'a pas pu assister à son enterrement.

Raymond et Marie Brigitte Diaré devaient faire partie de ceux qui devaient organiser les funérailles. Le Professeur Agrégé en Médecine n'avait pas pu assister aux funérailles. Il avait chopé le virus de la Covid-19, qui faisait des ravages dans le monde. Ce virus a été découvert dans la ville chinoise de Wuhan en novembre-décembre de l'année 2019. Avec la forte mobilité dans ce monde devenu un village planétaire, le virus s'est rapidement propagé à travers le globe. La maladie du coronavirus est très vite devenue une pandémie qui a cloué au sol des millions d'avions, confiné les populations dans les maisons et fermé des frontières ainsi que les lieux de culte. Elle a même remis en cause notre mode de vie, limité les déplacements, les contacts humains, etc. Cependant, les mesures barrières n'ont pas empêché sa propagation et son nombre très important de morts dans le monde. Même si l'Afrique a eu moins de décès, elle n'a pas été épargnée par le virus. Le premier cas de coronavirus est ainsi signalé au Sénégal le 2 mars 2020. C'est dans ce contexte donc que le Professeur Raymond Diouf a été testé positif, le 28 janvier 2021. Du coup, il était confiné. Il ne pouvait pas, à son grand regret, assister aux funérailles de sa tante paternelle Laurisse Sanou inhumée à Ndiagamba, un village distant de Boyard d'environ quatre kilomètres. Le Professeur ne sera testé négatif que le 11 février 2021. Finalement, le 18 décembre 2021, son Raymond Baye Souma Diouf, l'unique garçon qui devait organiser les funérailles de sa tante paternelle, a respecté sa tradition et lui a sacrifié son bœuf, comme le veut la culture sérère.

Élisabeth Daba Sarr, une épouse courageuse

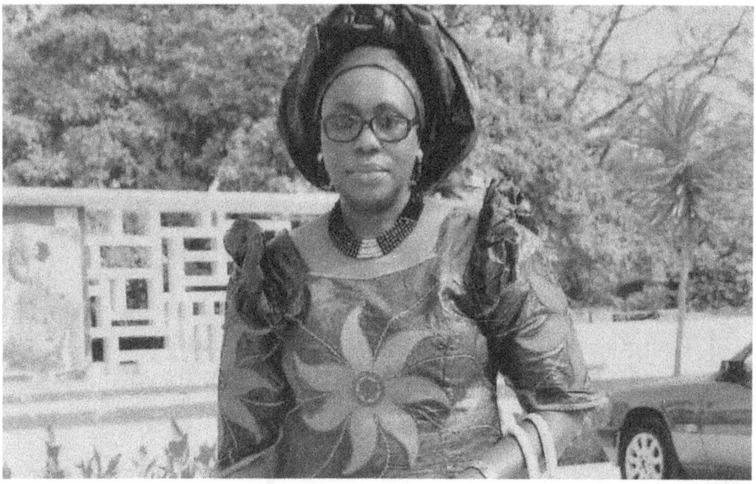

Fille de la vertueuse et dévouée Mbissine Ndione, Élisabeth Daba Sarr a suivi les pas de sa regrettée mère, et s'est beaucoup inspirée de son vécu. Cousine du professeur dont elle est l'homonyme de la mère, Élisabeth est une épouse brave, docile et vertueuse. C'est en 1983 qu'elle s'est mariée avec Raymond. Elle partage la même culture, le même lien de sang et le même village que son cher époux. Ce dernier lui a toujours réitéré ses remerciements pour sa participation à la réussite ayant couronné sa carrière professionnelle et sa vie sociale. « Elie, une femme valeureuse, respectueuse qui a une force morale et qui ne s'affaiblit devant la souffrance ou les difficultés. Elle a toujours été une mère « poule » envers ses enfants et même pour la famille car, ils sont cousins ».

Raymond Diouf, le chef de famille poursuit que c'est sa chère épouse qui a assuré l'éducation de leurs enfants. « Une fervente chrétienne-catholique, Élisabeth reste, car elle se dévoue au culte et respecte les recommandations de l'Église », confesse son cousin et partenaire. Le Professeur doit en grande partie sa stabilité et le succès de son parcours professionnel à sa courageuse Elie, une femme qui n'a jamais abdiqué face aux difficultés de la vie. Elle est une épouse combattive et dynamique, selon son mari. Raymond Diouf reconnaît que Élisabeth Daba Sarr, en tant que régulatrice du foyer, a toujours supporté son caractère, ses humeurs et ses caprices.

L'auteure bénit et exalte l'accueillante épouse du Professeur Raymond, de par son ouverture, son hospitalité légendaire.

La mère de René Sidi, cadet de la famille Diouf, a facilité et bien diligenté nos séances de travail jusqu'à l'aboutissement de cet ouvrage.

Un époux digne et studieux

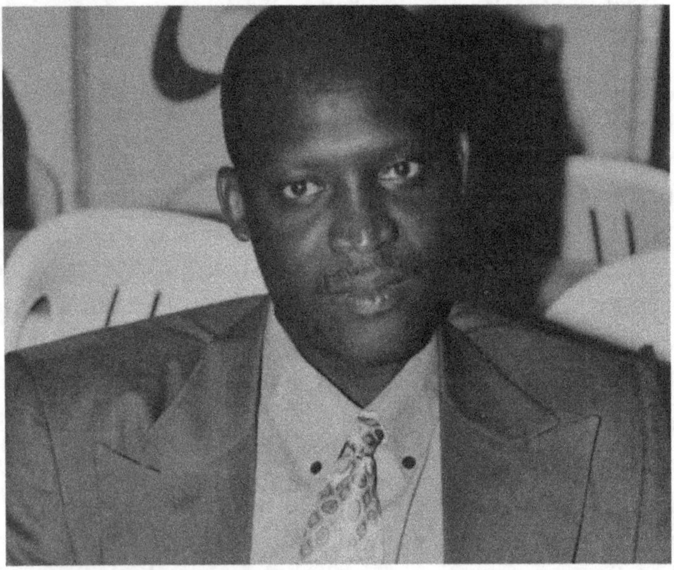

Depuis la France où Madame Diouf se trouvait, elle nous a accordé un entretien téléphonique, apportant son témoignage sur son cher époux, Raymond Diouf.

Elle est une épouse dévouée et pleine de tendresse. Sa voix était étreinte par l'émotion tant elle avait du mal à dire tout le bien qu'elle pense de son époux. En un moment, on sentait les larmes qui coulaient. Elle avoue que son partenaire est tout d'abord un homme fier de ses origines ancestrales et très enraciné dans ses valeurs.

Raymond aime passionnément son terroir natal, Boyard ainsi que ses parents. Il est généreux et très humble. Le spécialiste en ORL aime se contenter de ce qu'il a et n'est jamais envieux ou jaloux.

Elie, comme l'appellent ses proches, prie éternellement Jésus pour qu'il accorde une longue vie et une bonne santé à son époux « afin qu'il puisse assister à la bonne relève de sa progéniture ».

À l'aurore de leur vie de couple, Élisabeth parlait de la vie mondaine voire de luxe à son mari. Elle constatait toujours son Raymond s'en détournait. Il n'avait jamais supporté qu'on le compare à un autre sur le plan des biens matériels.

Quand elle demandait à son jeune médecin de vivre selon son rang, ce dernier lui rétorqua d'arrêter de le comparer à d'autres car ils n'avaient pas les mêmes origines, le même mode de vie, la même philosophie, les mêmes objectifs, ni la même culture. Depuis lors, sa dame en a tiré une leçon.

Madame Diouf de poursuivre que le fils de Boyard est un homme qui couve ses enfants, parfois même, il se montre trop indulgent vis-à-vis d'eux. Il arrive qu'il soit en colère contre un de ses enfants mais cette colère disparait rapidement du fait de l'amour qu'il leur porte.

Raymond Diouf est un père de famille qui a travaillé dur pour le bonheur de sa famille, bien qu'il passât tout son temps au service de la médecine et au Comité national de gestion de la lutte (Cng). Le Cng était dirigé par le Dr Alioune Sarr, et Dr Raymond y a passé plus de 25 années.

Elle ne se souvient jamais avoir été voir un parent pour demander de l'aide. Son mari s'est toujours battu pour la satisfaction de tous leurs besoins. Mme Diouf remercie profondément son époux, car certains ont les moyens mais ne les mettent pas à la disposition de leurs familles.

De l'avis de la cousine du Professeur, son Raymond a toujours partagé ce qu'il gagnait avec ses parents et sa famille. Cette dernière ne manquait de rien ; il a assuré la bonne scolarité de ses progénitures en les inscrivant dans les écoles privées. Elle n'a jamais connu de soucis financiers, ni de loyer et elle n'envie personne grâce à son honnête et généreux partenaire.

Ces deux êtres bien-aimés vivent dans un climat d'entente, fait de complicité et de compréhension.

Selon madame Diouf, son conjoint est un chef de famille, passionné de savoir. Raymond n'a jamais cessé d'apprendre, sa chambre à coucher était un musée de documents et de livres scientifiques. Sa brave épouse dépoussiérait ces documents sans les déplacer par crainte d'avoir de sérieux soucis avec son époux studieux. Il a passé toute sa vie à apprendre et à soigner. Dépassée par cette situation, parfois même énervée, la dévouée épouse demandait à Raymond « quand est-ce, vas-tu t'arrêter d'apprendre ? » ; le spécialiste en ORL lui répondit : « Quand j'arrêterai d'apprendre, et que je continuerai à soigner, je tuerai mes patients car la science évolue de jour en jour. » Enthousiasmé par la médecine, le Professeur, quand il revenait de voyage, à part les cadeaux qu'il offrait à ses enfants, avait les valises toujours remplies de livres ; « Ce qu'a dépensé Professeur Raymond Diouf pour l'achat de ses documents pouvait construire une maison », confesse Mme Diouf qui dit comprendre les exigences du métier.

C'est pourquoi elle avait bien respecté le noble choix de son cousin. Quand il avait pris sa retraite, le formateur en médecine avait offert certains de ses livres aux jeunes docteurs ; le grand universitaire avait aussi cédé d'autres à ses collègues de la Clinique ORL Lamine Sine Diop de l'hôpital Fann. Un lot de livres est soigneusement gardé dans des caisses logées dans son bureau situé en haut de sa maison.

« Un infatigable médecin », ainsi le décrivait sa femme qui se souciait de sa santé. Professeur ne se reposait presque jamais, ne prenait pas de congé, et travaillait les jours fériés. Les dimanches, Docteur Diouf partait à l'hôpital pour rendre visite à ses malades, opérés récents. Ses parents sérères se plaignaient de l'absence de Raymond dans les cérémonies familiales où sa dame, Elie, le représentait. À cette remarque sur les absences de leur cher parent aux évènements familiaux, Mme Diouf répondait dans leur langue : « Je me réjouis que Raymond parvienne à se mettre au lit où je ne pouvais que le voir », en souriant.

En dormant, Docteur Raymond qui préparait son agrégation, récitait les titres et travaux scientifiques représentant la première épreuve du Concours de l'Agrégation de Médecine Humaine. Elie le réveilla en lui disant : « Raymond, Raymond, de quoi parles-tu ? » Il se releva et lui signifia qu'il « rêvait… » Raymond était en train « de faire son épreuve d'agrégation… ».

Quand leur fils aîné, Jean Yves voulait embrasser une carrière médicale, la mère « poule » a tout fait pour le décourager, en lui disant, qu'il n'aura pas une vie de famille, qu'il sera très épuisé par les lourdes responsabilités qu'impose le métier de soignant, avec cette nouvelle génération, il serait difficile d'avoir une épouse qui supportera ce que sa chère maman a enduré avec son père. Cependant, les conseils de madame Raymond Diouf n'ont pas empêché l'étudiant Jean Yves Maliam Diouf de porter courageusement la blouse blanche.

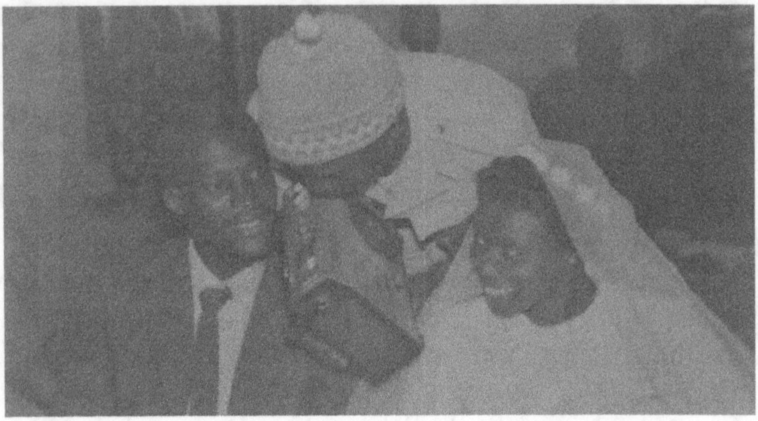

Le mariage de Raymond Diouf et sa femme Elisabeth. Au milieu un journaliste venu de DJILLOR

Liens parentaux entre Raymond et les Sœurs Religieuses de la Congrégation de Saint-Thomas de Villeneuve

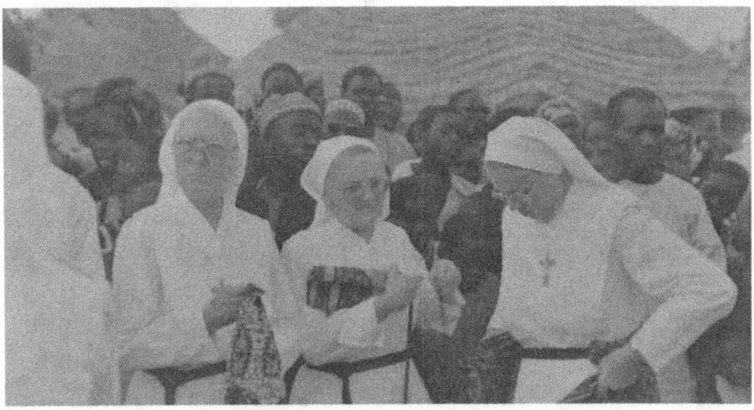

Les Sœurs infirmières lors de la cérémonie de mariage traditionnel de Raymond

Le Professeur Raymond est un homme très reconnaissant. Il reconnaît sa dette envers les Sœurs infirmières de la congrégation de Saint-Thomas de Villeneuve et les Frères canadiens qui l'ont épaulé de même qu'ils ont recueilli Sophie, Rosalie et la cadette Émilie dite Mimi Diouf. Ses liens avec ces bons samaritains ne sont pas rompus car, avoue-t-il, « je les ai soignés gratuitement durant toute ma carrière médicale ». En ORL aussi, Dr Raymond soignait gratuitement les enseignants. Très touché par l'engagement de ces derniers, qui peuvent contracter les maladies liées en ORL dans le cadre de leur métier, il les consulte gratuitement. Pour lui, les enseignants ne sont pas suffisamment valorisés au Sénégal, alors qu'ils forment toutes les élites du pays. Pour le Professeur Raymond, il est grand temps que l'on veille à la condition de l'enseignant. Sans l'enseignant, avoue-t-il, il est impensable de fonder une Nation dotée de ressources humaines de qualité, à même de garantir un développement réel. Ainsi, le professeur en médecine fait un plaidoyer pour les enseignants pour avoir été marqué par les « soldats du savoir », dont évoque la talentueuse romancière Mariama Bâ, l'homonyme de ma brave sœur ainée, Mme Badiane née Mariama Bâ Diao.

Au moment d'effectuer son premier stage hors du Sénégal, en 1984, à l'Institut de Paris (d'avril 1984 à septembre 1984 à l'Institut Gustave Roussy (IGR)-Département d'ORL et de Chirurgie Cervico-Faciale sous la direction du Docteur J.M RICHARD (Paris-France), en tant qu'interne des Hôpitaux, Raymond logeait chez les Sœurs infirmières de Saint-Thomas de Villeneuve qu'il considère comme des parents « biologiques ». Chaque fois que le jeune médecin marchait sur le sol de la France, ses hôtes religieux lui réservaient sa propre chambre. La relation entre le Professeur et ces religieux est d'autant plus étroite que son fils aîné porte le nom une d'entre elles à savoir la Sœur Jean–Yves.

Toujours au sujet de sa relation très étroite avec ces bons samaritains, l'ancien médecin résident du Collège de Médecine des hôpitaux de Paris en 1987 déclare : « D'ailleurs en 1988, mon premier stage hors du Sénégal, je l'avais fait à Neuilly Sur-Seine. Elles m'avaient gratifié de tout ; ce qui me permettait de maintenir toujours ma bourse. » Finalement, l'on se rend compte que Raymond était leur enfant. Avec l'appui qu'il recevait de ses chères Sœurs religieuses, il était même disposé à aider des étudiants sénégalais vivant en France pour l'obtention de cartes de séjour.

Se souvenant de son séjour parmi ses parents blancs, le Professeur Diouf cite l'ancien Président de la France, Nicolas Sarkozy, qu'il rencontra un dimanche, à la messe, alors qu'il était le Maire de Neuilly-Sur-Seine. Quand les Sœurs présentèrent le stagiaire, futur Docteur en ORL comme leur propre fils au Maire Sarkozy, ce dernier s'arrêta, un instant tout étonné. Pour dire que le Professeur Titulaire en ORL a une profonde reconnaissance envers ses « parents blancs, Sœurs et Frères ». Il respecte beaucoup les religieux, les Sœurs, Frères, Prêtres, bref, toutes les congrégations religieuses et les enseignants aussi. C'est pour cette raison durant toute sa riche et brillante carrière médicale, Docteur Raymond a gratifié de consultations médicales dans sa spécialité en ORL aux Religieux et enseignants.

Le message émouvant et plein de détermination et d'espoir du Président des Laryngectomises et des Mutilés de la voix de l'hôpital Fann (ASLMV)

Après l'ablation du larynx, le patient devient un « laryngectomisé ». Cette intervention entraine la perte de la voix.

Isaac Diop, opéré par le Professeur en ORL, Ciré Ndiaye, est un homme courageux malgré une voix « éteinte ».

Il est le président de l'Association Sénégalaise des Laryngectomisés et des Mutilés de la Voix (ASLMV) de la clinique ORL Lamine Sine Diop de Hôpital Fann de Dakar.

Âgé de 79 ans, Isaac Diop n'a pas hésité à porter son appareil phonatoire sous le regard d'Oumar Dione, trésorier général, d'El Hadj Maodo Malick Sall, ancien président de l'association, de Madame Adama Fall et d'autres membres de l'association pour souhaiter une belle retraite bien méritée au chirurgien émérite, Professeur Raymond Diouf.

Selon le partenaire du corps médical de la clinique ORL de Lamine Sine Diop, Raymond Diouf fait partie des meilleurs Professeurs en ORL au Sénégal. Le jugement du doyen Diop est sans aucune discrimination. Pour la personne morale des laryngectomisés, Professeur Raymond est un brillant universitaire qui a le sens élevé des rapports humains. Il précise qu'avec ses malades, le médecin Diouf fait montre d'un grand humanisme. « Il est un homme très effacé d'ailleurs, modeste, si vous ne le connaissez pas, vous ne le prenez pas pour un haut Professeur en médecine », ajoute le Président des laryngectomisés pour qui, Raymond Diouf est quelqu'un qui aime son métier, aime soigner et soulager les douleurs des souffrants tout en leur respectant.

Malgré son handicap qui ne lui facilitait pas la prise de parole, l'ancien patient ne tarit pas d'éloges.

Ainsi, pour exprimer sa reconnaissance au ressortissant de Boyard, il fait ce témoignage : « Au nom de l'association ASLMV et des anciens patients guéris ou arrachés à notre chère affection, nous remercions infiniment le Professeur Raymond et lui souhaitons tout le bonheur ainsi qu'à sa famille. Diokondial, Professeur Raymond Diouf ! »

Le médecin Raymond Diouf ne l'a pas suivi au cours de son traitement médical, mais en tant que président de l'association des laryngectomisés, Isaac a eu à tenir de nombreux entretiens avec le Président de la Société Sénégalaise d'ORL pour l'organisation des congrès.

Le Président des laryngectomisés insiste en retenant le dictaphone pour saluer l'engagement médical, la rigueur scientifique de ces braves soignants et alliés de taille.

Le dur combat des mutilés de la voix

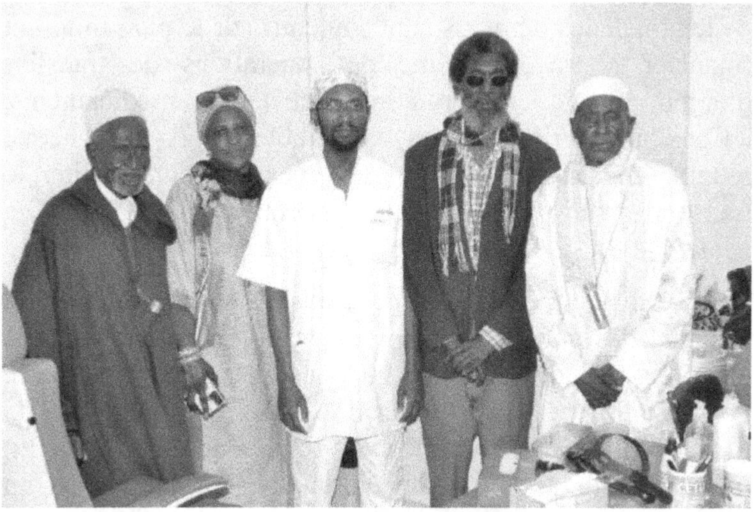

Au milieu : Dr Ibrahima Alla Sory Sylla (février 2023)

On ne peut pas évoquer le sujet sur les pathologies liées à la spécialité ORL sans donner la parole à ces ''combattants de la première ligne'' qui se battent tous les jours pour se faire entendre malgré des voix éteintes. Ces derniers sont regroupés au sein de l'Association des Laryngectomisés et Mutilés de la Voix (ASLMV) qui joue un rôle d'accompagnement, d'appui et de conseils au profit de ceux qui sont atteints du cancer du larynx.

Il faut noter que l'Association des laryngectomisés et Mutilés de la Voix (ASLMV) a été créée le 5 septembre 1997 par le médecin-chef africain Lamine Sine Diop finalement devenu un professeur chevronné après de brillantes études en médecine.

Pour rappel, le médecin Lamine Sine Diop était retourné en France pour poursuivre ses études en médecine. Après sept (7) ans d'étude, le docteur termine sa spécialisation en

ORL. Il devient l'un des premiers africains spécialisés dans les pathologies de l'oreille, du nez et de la gorge.

Les malades démunis sont soutenus sur le plan moral et financier à travers même des opérations de transfert d'argent afin de leur permettre d'acheter des médicaments. « Ceux issus de couches vulnérables, lors de chaque réunion mensuelle, nous les aidons pour leur faciliter le transport pour leur prochain rendez-vous médical », a déclaré le Président des laryngectomisés de l'hôpital Fann.

L'Association des Laryngectomisés met à la disposition des malades son expérience et son organisation. Grâce à elle, les malades ne sont jamais seuls ni abandonnés. L'association est un partenaire dans le cadre de la sensibilisation, de l'entraide et du soutien des souffrants. En effet, les patients, la plupart du temps, sont habités par un profond sentiment d'inquiétude. La peur s'explique par le fait que le cancer du larynx est une maladie spéciale, particulière et douloureuse. Vu qu'elle plonge l'homme dans une situation très difficile, il est normal qu'on les motive afin qu'ils acceptent de subir une intervention chirurgicale. Pour cette raison, les membres d'ASLMV de l'hôpital Fann de Dakar jouent le rôle de conseil pour éviter que les souffrants ne baissent les bras au cours de leur traitement qui est très onéreux. À ce sujet, Isaac Diop de confesser :

> « Quand tu suis le traitement de ce type de cancer, tu te dépouilles de tous tes biens au point que tu risques de ne rien laisser à tes héritiers ».

Par rapport au rôle capital que joue l'association, le Président dira :

> « Mais nous les encourageons grâce à l'expérience que nous avons vécue parce que nous nous démenons au sein de l'hôpital, nous faisons des

> déplacements, et sommes très actifs malgré notre handicap. »

Le spécialiste en ORL, Dr Sylla, interpellé sur la prise en charge de ses malades atteints de cancer du larynx, tire la sonnette d'alarme en faisant observer que « la plupart du temps, le retard de prise en charge est souvent lié au retard de consultation et parfois au délai de réalisation des examens complémentaires notamment d'imagerie médicale (Scanner, IRM). »

Dr Sylla passe au peigne fin la situation des laryngectomisés :

> « Certains patients sont souvent confrontés au manque de moyens, à la réticence de l'entourage à supporter les charges ou à des rendez-vous éloignés. Cela entraine des retards autant diagnostiques que thérapeutiques pouvant mettre en péril la vie du malade. »

Pour terminer, le spécialiste en ORL alerte : « J'attire l'attention des souffrants et de la communauté afin qu'ils s'organisent mieux pour la réalisation de leurs examens dans les meilleurs délais mais aussi je demande aux pouvoirs publics de les rendre plus accessibles ».

Dans le même sillage, le président de l'Association des Laryngectomisés poursuit que la prise en charge de ses membres, l'État du Sénégal leur accorde une subvention annuelle modeste. Cette Association des « sans voix », qui malheureusement s'agrandit, compte 200 membres au mois de Novembre 2022.

Sans compter ceux de l'hôpital Principal, d'Idrissa Pouye, Daalal Jaam, etc. « Nous, laryngectomisés, faisons face aux problèmes liés aux traitements, aux analyses médicales, à l'achat de médicaments. La prise en charge des accompagnants des malades devant être opérés pose un énorme problème dans la mesure où ils ne sont pas pris en charge par l'administration de l'hôpital. Donc, c'est à travers les aides et dons de la famille ou les actes de bienfaisance que les malades parviennent à subvenir à leurs besoins biologiques », détaille le président.

Selon Isaac Diop, un autre problème lancinant existe à savoir celui du transfert du malade pour le scanner, la chimiothérapie ou la radiothérapie. Il renchérit :

> « Les médicaments qu'on doit prendre impérativement sont chers tout comme le changement du régime alimentaire adéquat à leur nouvelle vie ».

Isaac Diop, plaide ainsi pour une infrastructure hospitalière dotée de boutiques médicales destinées aux laryngectomisés. Cela leur permettra de disposer de leurs fournitures spéciales si utiles, souvent introuvables et coûteuses sur le marché, notamment les écouvillons pour le nettoyage de la canule. La canule doit être nettoyée régulièrement au savon acide dilué trois fois, surtout si elle est bouchée par des croûtes, et toutes ses pièces doivent être en bon état.

Le doyen Isaac précise que la protection de leur trachéostomie est nécessaire avec la canule pour éviter les inhalations accidentelles : l'eau, l'air froid ou la poussière.

Avoir une boutique médicale à moindre coût aidera ces derniers à mieux se prendre en charge.

De bonnes volontés donnent de l'espoir aux voix éteintes.

Les sans voix ont profité de l'entretien pour lancer un appel solennel à toutes les âmes généreuses, les mécènes, particulièrement au professeur Malick Diop pour un soutien dans le cadre de leurs besoins, pour une meilleure prise en charge des patients atteints du cancer en ORL ; tout cela dans le cadre d'une solidarité agissante dans la mesure où, généralement, l'association ne peut soutenir que ses membres. Alors que la prise en charge de cette maladie nécessite beaucoup de moyens.

Le président Isaac Diop n'a pas oublié de remercier vivement le Professeur Malick Diop qui est le président d'honneur de l'Association des Laryngectomisées et Mutilés de la voix (ASLMV) dont les membres ont perdu leur voix à jamais.

Isaac Diop qualifie le Professeur Malick Diop de « meilleur ».

Evelyne Siga Diom, spécialiste en ORL, est partagée entre l'hôpital de Ziguinchor et de l'hôpital Fann où elle suit de nombreux malades en ORL. C'est en raison de son humanisme, de sa probité intellectuelle et son dynamisme qu'elle a été faite marraine de l'ASLMV. Très dévouée, Professeure Évelyne encadre, conseille, consulte et diversifie son action en matière de traitement. Isaac Diop a vivement remercié le Pr Évelyne qui a trouvé du matériel pour l'association sous forme de don par la France.

Le 7 décembre 2022, les membres d'ASLMV ont bien reçu ce don de matériels ORL offerts par Martial Gely, représentant l'Association des Laryngectomisées et Mutilés de la voix d'Île-de-France.

Très reconnaissants, Oumar Dione et son président précisent que le transport aérien du matériel a été payé par le Professeur Baye Karim Diallo, chef de service à l'hôpital des enfants Albert Royer.

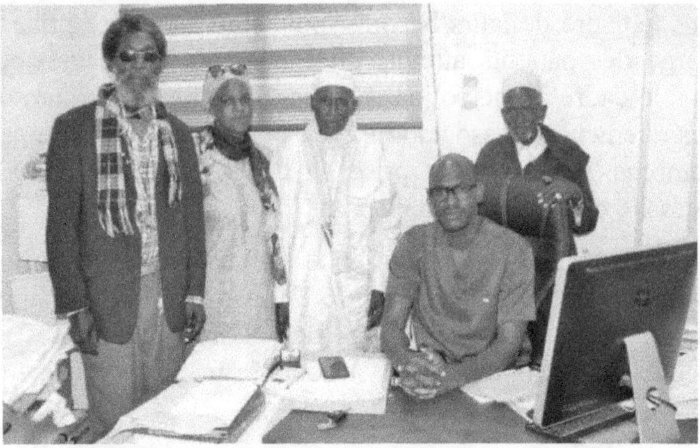

De gauche vers la droite : Oumar Dione, Adama Fall, Président Isaac Diop, El Hadji Maodo Malick Sall. Assis : Pr Ciré NDIAYE (février 2023)

Le professeur Ciré Ndiaye a été vivement remercié par les responsables de l'association. Il a toujours fait preuve d'ouverture, de disponibilité, et n'a jamais manqué de se soucier de la condition des malades. Selon ses anciens patients, Pr Ciré Ndiaye est un altruiste, il a pu décrocher cinq laryngophones qui coûtent 500 000 F CFA chacun. D'autres bonnes volontés comme les Professeurs Issa Cheikh Ndiaye, Abdou Rahman Tall, Bara Ndiaye dont leur tendresse et leur courtoisie sont reconnues par les membres de l'association ont aussi reçu par la voix du Président Isaac des compliments. Sans oublier les courageux médecins en ORL toujours de la clinique ORL Lamine Sine Diop de l'hôpital Fann à savoir, les docteurs Ibrahima Alla Sory Sylla, Doyneck Diop Samb, Fallou Niang, Ngore Ndour, Pilor Ndongo et l'ensemble du personnel du Centre Hospitalier Universitaire de Fann en ajoutant Madame Ndiaye née Fatou Seck, une secrétaire de direction exceptionnelle au service ORL.

Les membres de l'association saluent les efforts consentis par Madame Arame Top Séne, Directrice de l'Action Sociale qui a diligenté une commande de 18 laryngophones, offerts gratuitement aux membres de l'association.

L'interaction avec la société est difficile pour ces patients qui ont perdu la voix à jamais. Le seul moyen de communiquer est l'écriture ; tracer les mots en silence. Affreux moments !

Merci au Président Isaac et à Oumar Dione de m'avoir approchée dans la salle d'attente du Professeur Raymond Diouf pendant mes rendez-vous médicaux pour m'encourager et formuler des prières.

Gardez cependant confiance en l'avenir !

Alhamdoulilah !

Le social au service des Laryngectomises

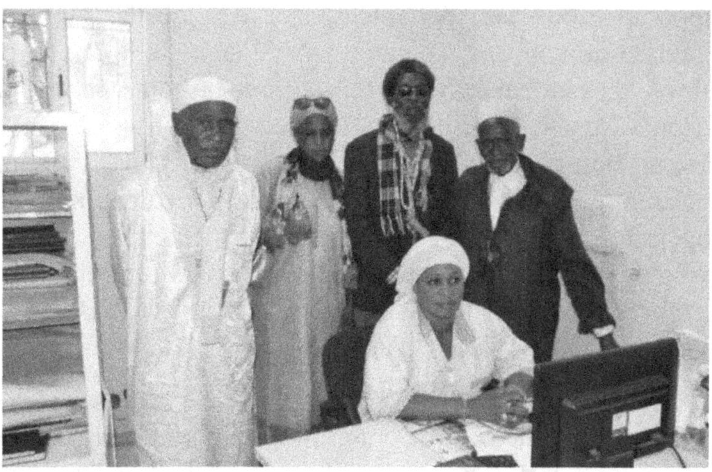

Assise : Mme DIOP Thiané Gaye, assistante sociale de l'ORL de la clinique Lamine Sine Diop (février 2023)

Madame Diop née Thiané Gaye est l'assistante sociale de la clinique ORL Lamine Sine Diop du Centre hospitalier Universitaire de Fann. Cette âme généreuse, originaire de Saint-Louis du Sénégal, partage le même combat que les membres actifs de l'Association des personnes aux voix éteintes qui tiennent leur réunion le premier samedi de chaque mois au sein du service ORL qui leur sert de siège social. L'assistante sociale que nous avons rencontrée précise que le coût de l'intervention chirurgicale est fixé à une certaine somme qui n'est pas accessible à tout le monde. Du coup, leur prise en charge par le Service social s'impose. Dès qu'on donne le devis médical, le premier réflexe de certains souffrants consiste à dire : ''Je n'ai pas les moyens''. C'est pourquoi le service ORL est toujours présent pour les aider, les soutenir, les accompagner financièrement et également effectuer le counseling (un terme anglais qui signifie un entretien préopératoire) parce que, ce sont des personnes qui disposaient de leur organe phonatoire à savoir le larynx, qui parlaient normalement. Le choc physique et psychologique est souvent difficile à supporter pour ces patients. Mais dès qu'ils subissent l'intervention chirurgicale au cours de laquelle le larynx est enlevé, ils perdent la voix, et n'auront plus la capacité de parler. Alors, se produit un vrai choc d'où l'importance de faire un bon counseling. Mme Diop Thiané Gaye s'associe à l'équipe médicale, aux médecins qui doivent faire l'opération par rapport aux conseils. Parfois, elle se heurte à des réticences à tel point qu'elle met à contribution des membres de l'association des laryngectomisés, en particulier son président Isaac Diop.

« Quand on se heurte à des réticences, tonton Isaac Diop nous accompagne dans le counseling que je définis comme l'éducation par les pairs. Cette éducation est très importante, car tout le monde sait que c'est difficile de perdre la voix. Mais, il faut savoir qu'il y a des moyens, des appareils qui leur permettent de communiquer à nouveau », indique Mme Diop.

L'assistante sociale pétrie de valeurs humaines, consciente de la difficile épreuve qu'est le fait d'être laryngectomisé, lance un appel à l'endroit de l'entourage (proche, famille) de ses chers patients afin qu'ils soient bien ménagés, acceptés, assistés et couvés

C'est la raison pour laquelle, selon l'assistante sociale, au niveau de son service, il y a l'accompagnement psycho-social, leur permettant d'avoir un mental d'acier, qui est fourni pour ces patients déjà opérés. À cela s'ajoute l'appui d'un nutritionniste qui passe tous les mercredis au service ORL pour donner des conseils diététiques aux accompagnants des nouveaux laryngectomisés car ces derniers ne doivent pas manger solide.

Madame Diop renseigne qu'une fois que le larynx est enlevé, le nouveau malade doit avoir une alimentation liquide et semi-liquide. Raison pour laquelle la présence d'un nutritionniste dans sa nouvelle vie surtout pendant les premiers mois qui suivent l'intervention chirurgicale du larynx est importante.

Madame Diop, Thiané au cœur d'or et surtout au sens élevé de la philanthropie, se réjouit des subventions qui sont octroyées par l'État par le biais du Ministère de la Santé et de l'Action Sociale et direction de l'hôpital Fann.

Cette subvention allouée au service social central sert pour la prise en charge des cas sociaux par la direction de l'hôpital Fann. Cet appui qui vient du service social facilite la réduction du coût de l'intervention chirurgicale des patients atteints de cancer en ORL.

La Direction de l'Action Médico-Sociale (DAMS) basée au niveau du Ministère de la Santé et de l'Action Sociale appuie aussi le service social d'ORL.

Madame Diop magnifie l'appui des partenaires comme l'ONG « soutoura », qui participe à la prise en charge des malades. L'association « Nour » n'est pas en reste. Rappelons que beaucoup d'efforts sont consentis par la direction de l'Hôpital Fann.

Par rapport à la suite du traitement ou même à l'intervention parfois, Mme Diop les oriente vers les bonnes volontés les malades qui lui confessent qu'ils n'arrivent pas à payer la moitié demandée du devis qui les appuie beaucoup dans le cadre de la prise en charge mais aussi des traitements complémentaires. « Nous sommes en face de malades qui, après intervention chirurgicale, ont besoin d'un traitement que l'on appelle, traitement complémentaire avec la radio-chimiothérapie. Dans cette phase aussi, l'assistante Thiané Gaye travaille avec la LISCA (la Ligue Sénégalaise de Lutte Contre le Cancer) qui soutient les laryngectomisés dans le cadre des bilans d'extension parce qu'après l'opération, le laryngectomisé doit faire des bilans pour pouvoir bénéficier de la radio chimiothérapie, du scanner en plus des bilans sanguins. Pour cela, l'assistante du service ORL les oriente vers la LISCA qui répond toujours favorablement à leur demande » explique l'assistante sociale.

Le Président de l'Association des laryngectomisés, Isaac Diop, a ainsi exprimé sa reconnaissance à l'État et à l'assistante sociale du service ORL, Madame Diop qui facilite leur relation avec l'équipe médicale. La médiatrice intervient entre certains malades et leurs familles en situation de conflit. Il qualifie la dame de compétente avec un esprit de tolérance qui lui permet de régler les situations difficiles des malades atteints du cancer.

Le soignant Docteur Sylla sensibilise les lecteurs sur le danger auquel expose la consommation d'alcool, de cigarettes ; il demande surtout d'éviter la fumée secondaire et de réduire l'exposition au Virus du papillome humain (VPH) à travers la vaccination.

> Le Dr Sylla ajoute : Devant des signes d'alertes comme la dysphonie, c'est-à-dire une modification de la voix, la dysphagie, la difficulté à avaler et l'apparition d'une masse cervicale, la consultation précoce augmentera les chances de guérison du malade. »

Au terme des développements du docteur Sylla relatifs aux précautions à prendre pour se prémunir contre le cancer du larynx, il nous plaît de prodiguer ce conseil : « Ne perdez pas votre temps, votre argent et votre chance ! ». Donc, si toutefois ces signes apparaissent, courez vite vers le spécialiste en ORL.

« Je suis guérie… »

J'avais commencé ce travail par « Bismilah »

Je le termine par « Alhamdoulilah » le Créateur Merci !

L'adage dit : « celui qui ne remercie pas son prochain, ne remerciera pas Dieu ».

Diokondial au Professeur Raymond Diouf de m'avoir bien soignée.

Grand merci au Docteur Ibrahima Alla Sory Sylla d'avoir pris la relève de mon traitement médical.

Diokondial à Robert Wally Faye qui a facilité le contact pour que le Professeur Raymond Diouf accepte de se livrer sans filtre auprès « d'une souffrante au cours de ses traitements médicaux ».

Ces interviews récurrentes ont été faites sur la base de la rigueur scientifique, le respect de l'éthique et de la déontologie journalistique.

Pour dire vrai, je les qualifie à une « capture de la mémoire d'un olympien d'Hippocrate ».

Un praticien humaniste et très serein, un professeur engagé, exigeant, ponctuel et humble ; Raymond Diouf le demeure.

Il s'est engagé résolument pour la réussite de mon projet de rédaction de sa biographie. Mais aussi, il s'est soucié du bien-être de ceux et celles qui souffrent.

Le pur produit des Sœurs religieuses de la Congrégation de Saint Thomas de Villeneuve a bel et bien respecté son sacerdoce. Heureusement, il s'était éloigné des structures sanitaires et des amphithéâtres ; ce qui m'avait permis de pouvoir tenir ces entrevues.

Cette fine fleur du secteur médical, à travers les interviews, m'a bien appris quelques pathologies liées en ORL et la réalité de la maladie dont je souffrais. Professeur Raymond est un Sérère très enraciné dans ses valeurs traditionnelles, une personne très méthodique dotée d'une rigueur intellectuelle hors pair. Parfois, c'était la « guerre pour la prononciation des mots scientifiques » au cours des échanges, je lui rendais fidèlement les enseignements en médecine qu'il m'avait prodigués. Je me débrouillais à merveille. À la fin, pour le faire revenir à la raison, je lui faisais savoir, en présence de mon encadreur El hadj Ibrahima Mboup :

> « Mais, Professeur, j'ai correctement écrit les noms scientifiques, vous êtes devant une patiente qui souffre au niveau de sa gorge, un être qui bute sur certains mots, pas une étudiante en médecine ! ».

Des tête-à-tête parfois très houleux, j'en ai eu avec le médecin car il est prudent dans sa prise de parole et ses réponses. Cependant, il est d'une grande générosité intellectuelle. Mes conversations ont été fructueuses, de par la véracité de ses propos. Raymond est un vrai pédagogue bien structuré et doté d'une « mémoire impeccable, bien rangée et protégée ».

Mes larmes...

Comprenant les vicissitudes de mon métier de journaliste, le traitant m'a souvent divertie pour éviter de parler de ma maladie. Grâce au Tout Puissant, le traitement médical et le temps aidant, je suis rétablie.

De mon côté aussi, je me félicite de ne lui avoir jamais donné le nom de mon précédent médecin traitant, nom que le Pr Raymond n'arrêtait pas de me demander.

Comme l'homme est ingrat ; un jour, la patiente que je suis, faisait un entretien sur ma maladie, le disciple d'Hippocrate refusa d'en parler sous le regard de Wally Faye. Il orienta la discussion vers d'autres sujets. Après avoir terminé son discours, je ne pouvais me retenir m'exclamant : « Professeur, vous n'avez pas bien répondu à ma question ! ». Ce jour-là, le rigoureux médecin traitant, dans une ironie socratique, disait : « Madame Kane, continues à prendre tes médicaments car tu es en voie de guérison ! »

Nous voilà au terme de notre travail acharné, je suis en larmes. Mes larmes coulent abondamment, elles sont incontrôlables et passent le barrage de mes cils : je craque. Elles inondent mon visage de déferlants souvenirs qui bousculent ma pensée. Je ne peux plus les retenir, mes larmes sont des larmes de reconnaissance, de sympathie, de joie et de fierté.

J'éprouve de la fierté, celle d'avoir tendu mon dictaphone à un éminent Professeur de médecine, un scientifique de haut niveau, celle d'avoir bien conçu et minutieusement agencé ce qu'il exprimait. J'ai fidèlement traduit les propos que l'universitaire a généreusement partagés et validés avec moi.

Je partage son vécu que je qualifie de résultat « d'une endoscopie d'un médecin atypique ».

Hommage posthume à l'oncle Seeck N'dong

Son oncle maternel Seeck Ndong, au royaume des ancêtres, dans son sommeil des Justes, doit être très fier de son brillant neveu Raymond Diouf qui, au crépuscule de sa carrière médicale, a participé à la guérison d'une patiente qui a tant souffert dans sa pathologie en ORL.

En guise de reconnaissance, cette dernière lui a consacré de longs entretiens représentant des pans de sa vie, dignes de paraitre dans un ouvrage.

Professeur Raymond Diouf, ayant capitalisé une expérience non négligeable dans la spécialité ORL, a franchi la tranche du troisième âge. Il garde soigneusement sa lucidité et maintient sa mémoire.

Devrait-il s'éloigner du cercle des sociétés savantes de la médecine ?

Le doyen scientifique pourrait transmettre aux générations futures, son expérience, ses connaissances, et laisser son empreinte à la spécialité ORL au bénéfice des médecins traitants d'aujourd'hui et de demain.

Des personnes comme le Pr Raymond, même après la retraite qui n'en est pas une, mais, un simple retrait, devraient être mis à contribution dans le cadre de la formation continue des agents des différents secteurs respectifs auxquels ils ont appartenu pendant des décennies. Dans le domaine de la santé comme dans bien d'autres secteurs, on trouve des retraités qui sont des légendes, des monuments et des symboles dont les itinéraires et prouesses doivent être offerts en exemples aux jeunes générations afin qu'ils s'en inspirent.

L'État devrait tenir compte de l'apport de ces illustres citoyens souvent terrés dans leurs maisons et qui devaient être sollicités pour accompagner le processus de formation des élites. Je lance un appel solennel aux autorités étatiques afin qu'elles puissent sélectionner quelques retraités, dont le pays a besoin, pour qu'ils puissent contribuer au renforcement de capacités des agents en activité ; cela dans le cadre de la promotion de leurs écrits mais aussi à travers des plates-formes.

Cela n'est –il pas possible dans un contexte où l'on parle de l'université du troisième âge ?

Un Professeur en médecine accompli

Au cours de son long parcours dans le secteur médical, le soignant Raymond a vécu des moments de bonheur. Il a aussi, comme tout agent, avalé des couleuvres. Mais pour le doyen des Professeurs en ORL, il ne sert à rien de regretter. « Il faut éviter de regretter ce qui s'est déjà passé car, on n'y peut rien », renchérit-il.

Comme tout être humain, le Sérère a parfois un pincement au cœur du fait de certaines déceptions liées à la moralité de certains gens. Le modeste membre de l'élite médicale avait bien reçu quelques coups bas de personnes en qui il avait confiance. Parmi eux, ses chers étudiants.

Toutefois, le neveu de Seeck Ndong a fait preuve de dépassement, car il avait compris qu'il n'était pas de la même génération qu'eux et n'obéissait pas au même Code d'honneur. Le Sérère assure ainsi qu'il n'a aucune rancune envers eux.

Le natif de Boyard se rappelle qu'à l'internat, ses camarades de promotion, tout comme lui, n'avaient pour seul objectif que la quête du savoir. Les internes refusaient ainsi que quelqu'un achète un poste de téléviseur personnel. Il n'y avait qu'un téléviseur collectif et il était hors de question pour les médecins internes qu'un étudiant installe un poste téléviseur dans sa chambre. Mais à l'heure actuelle, l'Universitaire a l'impression que certains étudiants cherchent plus à amasser de l'argent que de la connaissance alors que les Américains disent que « le savoir, c'est le pouvoir » ; ce qui confirme que pour avoir le pouvoir, il faut d'abord acquérir le savoir. L'ancien interne des hôpitaux est d'avis que si certains étudiants en médecine privilégient l'aspect pécuniaire, il sera difficile de bien acquérir la science.

D'ailleurs, l'ancien professeur de la faculté de médecine de l'Université Cheikh Anta Diop regrette de constater que bien des étudiants qui décident de faire le Centre hospitalier universitaire (CHU) ne fassent pas de sacrifice pour bien mener leurs études. Ses pairs forment bien les étudiants, mais le rigoureux Raymond regrette de ne pas recevoir de la satisfaction de la part de quelques-uns de ces futurs médecins.

L'homme de Boyard regrette la non-réalisation de quelques-uns de ses projets médicaux. Toutefois, il confesse qu'il ne faut toujours pas trop s'épancher sur les regrets dans la vie, car il y en aura toujours.

Le sage sérère, Raymond Baye Diouf estime que la seule ambition qu'il avait c'était de rester dans son pays et de bien servir son peuple. Le vaillant chirurgien en Oto Rhino-Laryngologie a ainsi essayé de remplir sa mission tout en respectant les règles d'éthique et de déontologie tout en s'adossant à l'honneur et à l'honnêteté. Le produit des Sœurs religieuses de la Congrégation de Saint-Thomas de Villeneuve se réjouit pleinement de sa carrière médicale et scientifique.

Une énorme contribution à la formation de spécialistes africains

Le Professeur accompli, Raymond Diouf a accompagné aussi le processus de formation de beaucoup de jeunes Africains. Il a formé des gens qui sont devenus professeurs du CAMES, parmi eux, des Sénégalais qui sont au moins six, des Burkinabés, des Béninois, des Togolais, des Gabonais, des Guinéens, des Maliens, tous admis à l'Agrégation. Professeur Raymond compte également des disciples en Afrique Centrale, au Congo-Kinshasa, au Congo-Brazzaville.

Il y a ceux qui ont leurs diplômes d'Études spécialisés en ORL (DES) sans compter les professeurs. Ceux qui n'ont pas suivi une carrière universitaire, et doivent enseigner. Il y a ceux qui ont leur diplôme qui n'ont pas suivi une carrière universitaire, par exemple ceux dont les pays ne font pas partie du CAMES comme les Marocains, les Tunisiens, les Mauritaniens. Pr Raymond a formé deux Équato-Guinéens, des Malgaches et des étudiants venant de l'Afrique du Nord à l'exception de l'Égypte.

Quand il était en activité, avant leur dernier congrès de l'année 2022, le nombre de recensés s'élevait à plus de 70 Sénégalais. Il faut noter ceux qui ne sont pas affectés dans les régions et qui sont dans la capitale. En cette période, notre pays disposait de plus de médecins spécialisés en ORL, alors qu'avant, on n'en avait que quatre sur toute l'étendue du territoire sénégalais dans les années 1980.

Les Professeurs en ORL, Malick Diop et Raymond Diouf avaient fait une étude et planifié pour qu'à l'heure actuelle, chaque région dispose au minimum de trois médecins spécialisés en ORL pour pouvoir assurer la continuité du service et les urgences si toutefois un médecin s'absente ou prend ses congés. Dans ce cas, la relève sera garantie et les médecins seront moins fatigués, et moins stressés. Nous pourrions ainsi éviter le fléau des erreurs médicales !

Avec la grâce divine, de ce qu'il a pu faire, l'ancien Professeur en médecine se dit fier de sa trajectoire, réussie grâce à une motivation sans faille, une conscience permanente envers le serment d'Hippocrate.

Le fils de Hamad Marcel se réjouit de servir sa patrie et les pays limitrophes. Si Raymond Diouf tient à servir les autres, c'est parce qu'il a été aidé par d'autres malgré la perte prématurée de ses parents. Selon le scientifique, c'est son pays qui lui a donné une bourse afin qu'il puisse étudier donc, il est normal qu'il soit redevable à sa patrie. Rappelons qu'une partie de ce serment (Hippocrate) est ainsi une sorte d'invite au bien et une conjuration du mal, comme en atteste cette phrase : « que les hommes m'accordent leur estime si je suis fidèle à mes promesses. » C'est parce qu'il est très attaché aux principes intangibles de la déontologie, et surtout à l'humanisme que ses collègues lui vouent une grande admiration et un profond respect.

Le Professeur Raymond Diouf, magnifie l'initiative du Professeur Issa Cheikh Ndiaye, chef de service de la clinique ORL, Lamine Sine Diop et ses personnels. Ils l'ont célébré le 14 mars 2023, en organisant une fête commémorant son départ à la retraite. Selon le Professeur Ndiaye, « Humble et disponible Docteur Gilbert Tending est venu de la Casamance pour embrasser le domaine très important de l'ORL, l'audiologie et les explorations fonctionnelles. Après une solide formation ORL à Tours, il est allé à Besançon pour décrocher son diplôme d'audiophonologie ». De même, pour davantage camper la personnalité du docteur Tending, le Prof Issa Cheikh Ndiaye poursuit :

> « Génie dans sa spécialité, Docteur Tending a su partager son savoir-faire avec brio. C'est auprès de ce grand maître que certains médecins en ORL ont appris la problématique de la surdité dans le cadre de l'enseignement qu'il délivrait à la faculté de Médecine et L'ABC de l'audiométrie tonale à l'époque à l'hôpital Aristide Le Dantec. »

Outre le Professeur Raymond et le docteur Tending, un autre brillant spécialiste de l'ORL est aussi célébré. Il s'agit du Professeur Loum. Son collègue Issa Cheikh Ndiaye magnifie son parcours élogieux. Aussi, notera-t-il dans son speech :

> « Le nouveau Professeur Birame Loum vient de réussir brillamment au concours d'agrégation du CAMES qui s'est tenu à Abidjan au mois de novembre 2022, en étant le major de la section ORL. Il a été solidement formé à L'Université Cheikh Anta Diop de Dakar qui se conforme à ce qui se fait, un peu partout. Pr Loum a fréquenté les centres anticancéreux de Nice, Paris... Et a beaucoup travaillé sur les lambeaux chinois micro anastomosés et, par la suite, il s'est définitivement orienté dans le passionnant domaine de l'ORL pédiatrique sous la houlette de son maître, le Professeur Baye Karim Diallo. Il est aussi expert dans la laryngologie. »

Au sujet du Professeur Raymond Diouf, Issa Cheikh Ndiaye, Professeur spécialisé en ORL a tenu à faire ce témoignage :

> « Le professeur Raymond s'est distingué dans le domaine de l'enseignement. Je prendrai l'exemple de son implication pendant plusieurs années dans l'encadrement des candidats, devenus des Maîtres de conférence dans toute l'Afrique francophone, dans la préparation aux concours d'agrégation et la formation de plusieurs étudiants en DES, d'ici et d'ailleurs. ».

Le professeur Issa Cheikh Ndiaye ne tarit pas d'éloges à l'endroit de Raymond Diouf. Il rappelle ici les valeurs intrinsèques du Sérère :

> « Sa culture du don de soi n'avait pas échappé à ses pairs qui l'avaient porté à la tête du département de chirurgie et spécialité chirurgicale. Co-fondateur de la Société Sénégalaise d'Oto Rhino laryngologie, il a sillonné tout le Sénégal et la sous-région dans le cadre des activités humanitaires en ORL »

Un mois après ce vibrant témoignage sur ses collègues, le Professeur Issa Cheikh Ndiaye tira sa révérence, le 19 avril 2023, laissant ainsi la communauté médicale dans la plus profonde douleur. Que la terre de Touba où il repose lui soit légère, et que le tout Puissant l'accueille en son Paradis céleste !

Amine !

Quelques clichés pris lors de la cérémonie du 14mars 2023.

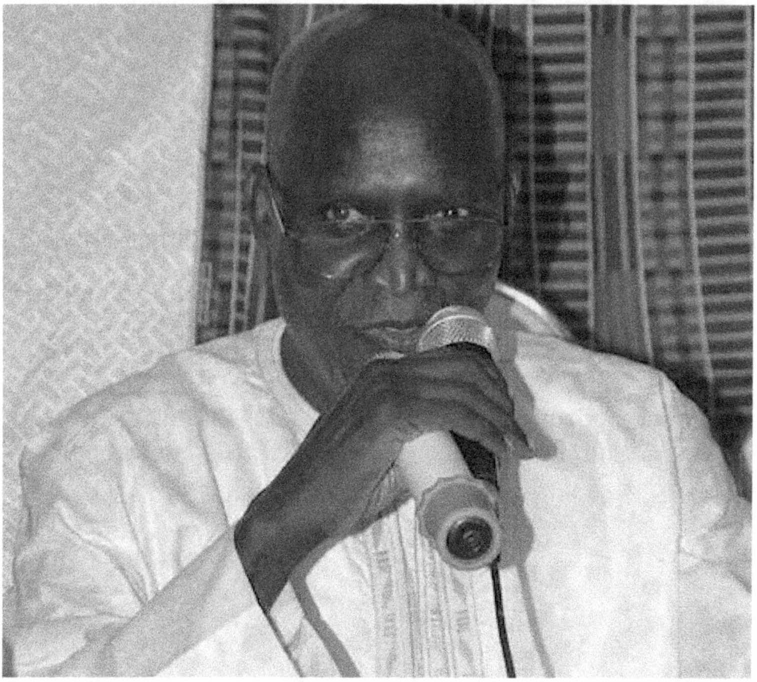

Pr Raymond Diouf, Président de l'Association des spécialistes en ORL du Sénégal

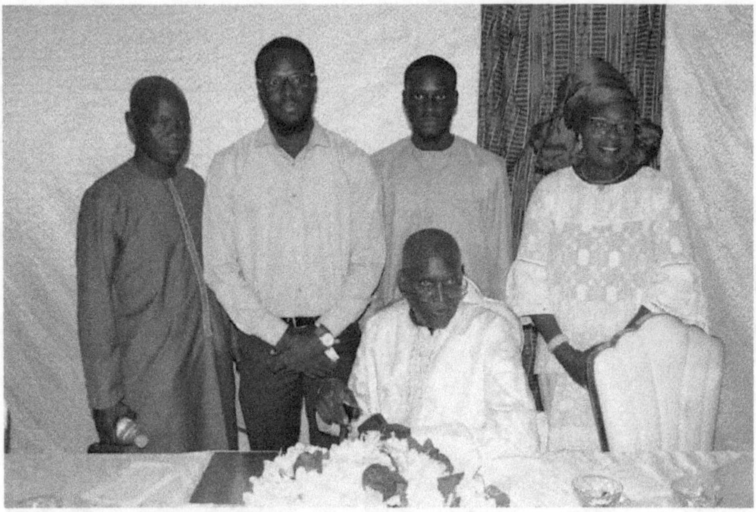

De gauche à droite Robert wally Faye, les fils du Pr ,Dr Jean Yves Maliam, René Sidi et son épouse,Elisabeth Daba Sarr

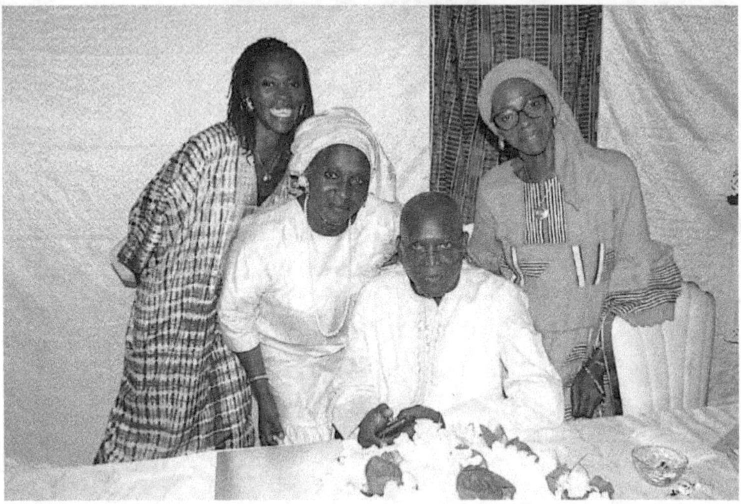

De droite à gauche, la nièce du Pr Raymond, et ses deux petites sœurs, Émilie, dite Mimi et Rosalie Diouf

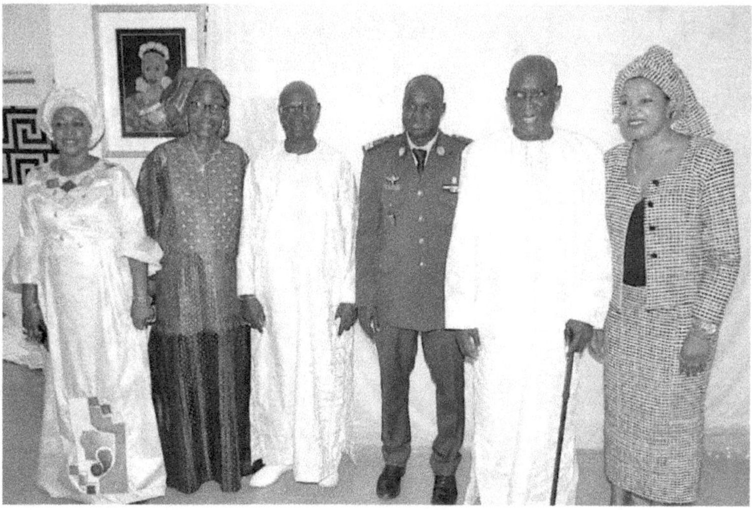

De gauche vers la droite : Mme Diop, Thiané Gaye, Dr Doyneck Diop Samb, Dr Gilbert Tending, Pr Birame Loum, Pr Raymond Diouf et la Pr Evelyne Siga Diom. (Cette photo prise lors de la cérémonie du 14mars 2023)

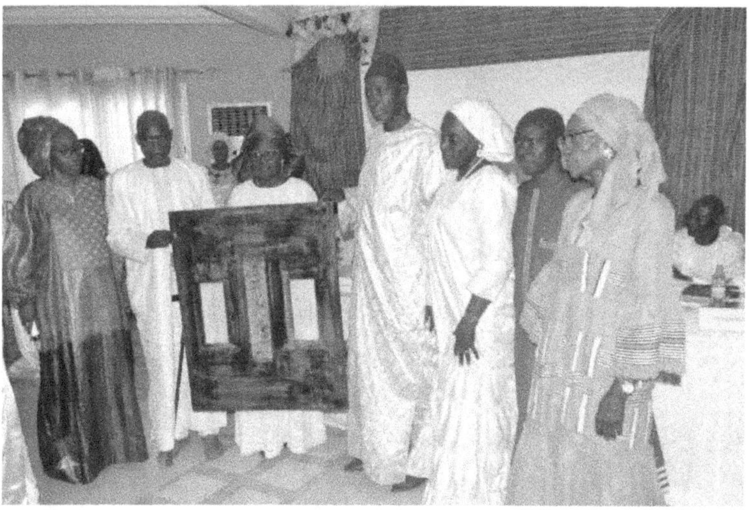

Le regretté Professeur Issa Cheikh Ndiaye en kaftan bleu ciel, remettant le tableau au Pr Raymond Diouf

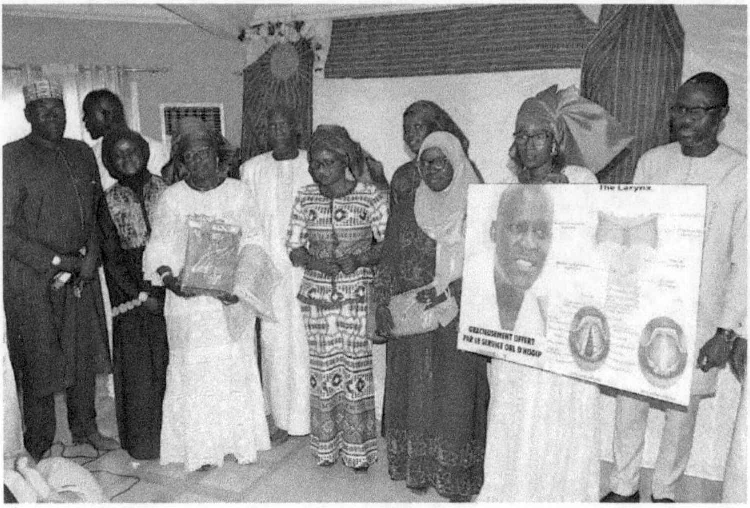

Les personnels du service ORL de l'hôpital Idrissa Pouye offrent le tableau à leur ancien chef de service Pr Raymond Diouf

La nouvelle vie du Professeur

Après une longue carrière médicale, l'unique fils d'Élisabeth Daba Ndong rend grâce au Seigneur qui lui a permis de terminer en beauté son parcours professionnel et d'arriver sereinement à la retraite avec le sens du devoir accompli. Il s'est réjoui de recevoir des distinctions comme l'Ordre National du Mérite et celui de Commandeur de l'Ordre National du Lion.

Raymond Diouf, professeur titulaire de classe exceptionnelle, ressent après sa carrière un épuisement professionnel, l'homme de Boyard Ndiodiom vit calmement sa retraite dans le plus grand repos, couvé par l'homonyme de sa mère, son épouse.

Mais dans l'avenir, peut-être, précise-t-il, le doyen compte rédiger un manuel scientifique portant sur les urgences ORL en milieu défavorisé car cela lui trotte dans la tête. Son expérience sur certaines maladies devrait être partagée avec la communauté médicale. En outre, il se rend compte que ce qui l'intéressait beaucoup en ORL c'était la carcinologie cervico faciale. Malheureusement, il manque de spécialistes dans ce domaine. Une idée en perspective qu'il aimerait voir aboutir. Ne sait-on jamais ?

Pour ce qui est des jeunes médecins en ORL, le Professeur a l'impression qu'ils ont peur du cancer parce qu'effectivement, la carcinologie demande beaucoup d'énergies pour des résultats pas toujours à la hauteur des efforts fournis.

Pour ce qui est des sociétés scientifiques, le congrès de l'ORL avait été tenu du 22 et 23 juin 2022 et Pr Raymond Diouf était encore au dernières nouvelles le Président de la Société Sénégalaise d'ORL. Le doyen est satisfait que les jeunes professeurs et médecins prennent le relais. Raymond ne compte pas laisser son cerveau se rabougrir ; ce qui pourrait être dangereux, à son avis.

Par contre, l'ancien sauveur de vie a des limites par rapport à sa santé. Il essaye de s'adapter et prie dans l'avenir de maintenir quelques activités médicales.

Le Sérère de Boyard conserve soigneusement les connaissances traditionnelles que ses ancêtres lui ont léguées à travers « les pangols », afin de pouvoir les transmettre à son tour à ses descendants.

Chez ses parents Sérères, une personne est définie par deux choses : son côté paternel et sa lignée maternelle. De chaque côté, il a des pangols, c'est- à- dire les ancêtres.

Il faut toujours qu'il y ait quelqu'un qui soit responsable de ces pangols. Donc Raymond, en bon sérère, a ses pangols du côté de son père Hamat Marcel Diouf et du côté de sa chère maman Elisabeth Daba Ndong.

Du côté de son père, il n'appartient pas à Raymond de s'en occuper.

Mais retenons que le totem de son père est la gazelle. Le Président Senghor dans ces poèmes parle de « l'animal gardien » et des « lamantins » près de la « fontaine de Simal ». C'est dire que dans le milieu traditionnel sérère, il entretient une relation sacrée avec l'animal qui lui procure protection et chance. Des études anthropologiques pourront développer cet aspect de la civilisation sérère.

Conformément à la logique du matriarcat, Raymond Boyard doit s'occuper des pangols de sa lignée maternelle qui se trouvent à Mbissel. Rappelons qu'à Mbissel, plusieurs Rois du Sine ont été enterrés dans un sanctuaire. Ainsi, il est un des actuels responsables du mausolée de Meissa Waly Dionne Mané, premier roi du Sine. Ce mausolée se trouve dans l'historique et mythique village de Mbissel, première capitale du royaume sérère du Sine. En collaboration avec le conservateur du site, il doit prendre soin du tombeau de ce mythique personnage dans la culture sérère en faisant ou en ordonnant certaines offrandes sur le site.

Il faut noter que ceux qui doivent hériter des Pangols ne doivent jamais passer la nuit à Mbissel.

Cependant le plus ancien de la lignée étant musulman, il a cédé sa place à Raymond Baye Souma Diouf, l'unique fils d'Elisabeth Daba Ndong surveille donc de loin le « Satiour » pour qu'il respecte les rites.

Postface

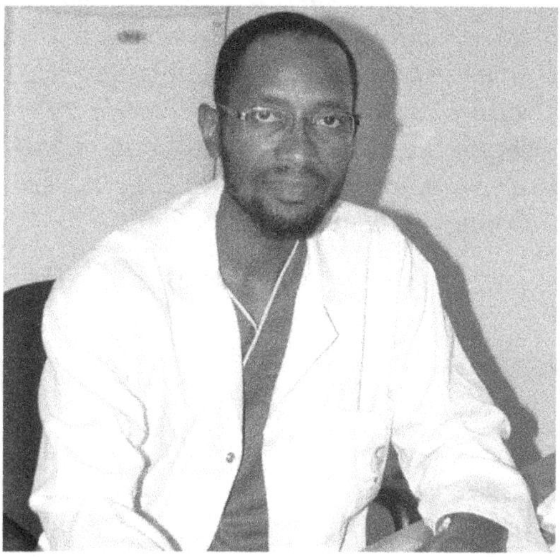

En médecine, on agit plus par Humanisme que pour attendre un acte de gratitude, parce que c'est un sacerdoce .. De toute façon, d'après une citation attribuée à Ambroise Paré « le médecin soigne mais c'est Dieu qui guérit ». Cependant, il est des patients qui peuvent vouer une reconnaissance absolue à leur soignant même si l'acte

médical peut sembler infime aux yeux de ce dernier en comparaison à autres cas. L'auteure vient témoigner de sa « relation médecin-malade » et exprimer sa reconnaissance envers son médecin traitant et à travers lui, l'ensemble des professionnels de santé.

En témoignant sur ce grand homme qui a contribué à former des enseignants-chercheurs, des médecins et sauver des vies, Mme Kane remet au goût du jour la question essentielle de la consécration des élites de leur vivant.

Professeur Raymond Diouf aura marqué le secteur de la santé et écrit les plus belles pages de l'histoire de l'ORL au Sénégal et en Afrique. Son ancienne patiente lui dédie un livre pour avoir été marquée par son dévouement envers la médecine et surtout son altruisme.

Cet ouvrage doit être un livre de chevet pour tout personnel de santé qui y trouvera une marque de reconnaissance de son engagement au quotidien auprès des malades. C'est aussi un legs pour la jeune génération qui peut, à coup sûr, s'inspirer du modèle de droiture et de probité intellectuelle qu'incarne le Pr Raymond Diouf. Des livres comme celui-ci, il faudra en produire pour garder avec soin et intelligence bien des souvenirs d'hommes de bien et de vertu.

Dr Ibrahima Alla Sory Sylla

« L'art de la médecine consiste à distraire le malade pendant que la nature le guérit. »

Voltaire

Alhamdoulillah

Table des matières

Structures éditoriales du groupe L'Harmattan

L'Harmattan Italie
Via degli Artisti, 15
10124 Torino
harmattan.italia@gmail.com

L'Harmattan Hongrie
Kossuth l. u. 14-16.
1053 Budapest
harmattan@harmattan.hu

L'Harmattan Sénégal
10 VDN en face Mermoz
BP 45034 Dakar-Fann
senharmattan@gmail.com

L'Harmattan Cameroun
TSINGA/FECAFOOT
BP 11486 Yaoundé
inkoukam@gmail.com

L'Harmattan Burkina Faso
Achille Somé – tengnule@hotmail.fr

L'Harmattan Guinée
Almamya, rue KA 028 OKB Agency
BP 3470 Conakry
harmattanguinee@yahoo.fr

L'Harmattan RDC
185, avenue Nyangwe
Commune de Lingwala – Kinshasa
matangilamusadila@yahoo.fr

L'Harmattan Congo
219, avenue Nelson Mandela
BP 2874 Brazzaville
harmattan.congo@yahoo.fr

L'Harmattan Mali
ACI 2000 - Immeuble Mgr Jean Marie Cisse
Bureau 10
BP 145 Bamako-Mali
mali@harmattan.fr

L'Harmattan Togo
Djidjole – Lomé
Maison Amela
face EPP BATOME
ddamela@aol.com

L'Harmattan Côte d'Ivoire
Résidence Karl – Cité des Arts
Abidjan-Cocody
03 BP 1588 Abidjan
espace_harmattan.ci@hotmail.fr

Nos librairies en France

Librairie internationale
16, rue des Écoles
75005 Paris
librairie.internationale@harmattan.fr
01 40 46 79 11
www.librairieharmattan.com

Librairie des savoirs
21, rue des Écoles
75005 Paris
librairie.sh@harmattan.fr
01 46 34 13 71
www.librairieharmattansh.com

Librairie Le Lucernaire
53, rue Notre-Dame-des-Champs
75006 Paris
librairie@lucernaire.fr
01 42 22 67 13

www.ingramcontent.com/pod-product-compliance
Lightning Source LLC
LaVergne TN
LVHW010925061026
849535LV00007B/2239
* 9 7 8 2 1 4 0 4 8 9 3 3 4 *